U0218579

REPORT ON DEVELOPMENT OF CHINA'S
INTEGRATED HEALTH CARE SYSTEM

中国整合式卫生医护体系发展报告

(2023)

主　编　/　董家鸿　张宗久

副主编　/　杨燕绥　魏　来

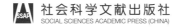

社会科学文献出版社
SOCIAL SCIENCES ACADEMIC PRESS (CHINA)

编　委　会

主　　编

董家鸿　中国工程院院士

　　　　清华大学临床医学院院长

　　　　北京清华长庚医院院长

　　　　清华大学精准医学研究院院长

张宗久　清华大学医疗管理学院教授

　　　　清华大学医疗管理学院常务副院长

副　主　编

杨燕绥　清华大学医疗管理学院、清华大学公共管理学院教授

魏　来　北京清华长庚医院副院长

编　　委

丁　侠　罗氏制药中国多渠道生态体系拓展部负责人

马伟杭　清华大学医疗管理学院教授

饶克勤　清华大学医疗管理学院教授

李少冬　清华大学医疗管理学院教授

马　晶　清华大学医疗管理学院教授

陈　怡　清华大学医疗管理学院教授

于　森　清华大学医学院助理教授

张　丹　清华大学深圳国际研究生院副教授

妥宏武　广州工商学院管理学院副教授

李世忠　湖南省卫生健康委医政医管处原一级调研员

任力杰　深圳市第二人民医院副院长
　　　　深圳市大鹏新区医疗健康集团执行院长

兰大华　陆军军医大学新桥医院护士长

陈心足　四川大学华西医院雅安医院党委书记

胡　欣　四川省南充市中心医院肿瘤科副主任

仇雨临　中国人民大学中国社会保障研究中心教授

顾雪非　国家卫生健康委员会卫生发展研究中心医药卫生技术评
　　　　估与创新发展研究部部长，研究员

郭明辉　牡丹江市卫生健康委员会医政医管科科长

慕永梅　牡丹江市肿瘤医院副院长、总会计师

刘跃华　清华大学万科公共卫生与健康学院副研究员

张忠其　浙江省嘉善县中医医院党委书记

于学斌　浙江省嘉善县中医医院院长

费兴林　浙江省嘉善县肿瘤防治所所长

胡　伟　浙江省嘉善县天凝卫生院（嘉善县中医医院天凝分院）
　　　　院长

何爱芬　浙江省德清县卫生健康局局长

马建根　浙江省湖州市卫生健康委副主任

宋生来　浙江省德清县医疗保障局局长

俞晓明　浙江省德清县卫生健康局副局长

陆　敏　浙江省德清县卫生健康局医政医管科

洪理泉　杭州师范大学附属医院副院长
　　　　浙江省新市健保集团党委副书记、院长

高建林　浙江省德清县医保局副局长

姚水龙　浙江省德清县医保局改革发展与医保管理科科长

陆国强　浙江省德清县人民医院副院长

蔡铭智　漳州市医院院长

王海军　澧县人民医院副院长

周福有　安阳市肿瘤医院原党委书记

蒋羽萍　广州市红山社区医院院长

张　强　杭州古珀医疗科技有限公司董事长

鲁建锋　杭州市萧山区第一人民医院副院长

罗永松　浙江省玉环市卫生健康局党工委委员

孔金峰　浙江省龙泉市委常委、副市长

庄承玲　浙江省龙泉市卫生健康局局长

胡海燕　重庆市铜梁区卫生健康委员会医改办主任

柯　鑫　依卫科技创始人

秦　晨　清华大学深圳国际研究生院博士后

万西子　清华大学深圳国际研究生院博士后

申　斗　清华大学医院管理研究院医疗服务治理研究中心主治医师

张兆璐　清华大学医疗管理学院研究助理

宋　琦　清华大学医疗管理学院硕士研究生

袁慎雨　清华大学公共管理学院就业与社会保障研究中心研究助理

前　言

人类经历了公共卫生、个人保健和国民健康的发展阶段，进入健康长寿时代。互联网时代的医疗需要坚持系统思维和体系建设，创新生产方式、生产关系和服务供给模式，走整合式发展之路。

2020年5月24日，习近平总书记参加十三届全国人大三次会议湖北代表团审议时指出："创新医防协同机制，强化各级医疗机构疾病预防控制职责，督促落实传染病疫情和突发公共卫生事件报告责任，健全疾控机构与城乡社区联动工作机制，加强乡镇卫生院和社区卫生服务中心疾病预防控制职责，夯实联防联控的基层基础。"① 本书中卫生医护体系，即强调医防融合的疾控体系、全专融合的医护体系、中医西医并重发展体系和医养结合的居家养老支持体系。从体制改革、机制创新入手，研讨通过非紧密医联体学科建设支持医院去行政化，紧密型县域医共体建设支持家庭医生首诊负责制，以及构建中国医康养护一体化服务体系的制度安排和实施愿景，告别重复就医。

本书分为总报告、政策法规篇、中国实践篇和借鉴篇。总报告从互联网时代系统思维和全周期维护健康出发，提出实现健康中国目标的整合之路新理念，强调完善家庭医生首诊负责制的必要性和构建医康养护一体化服务体系的愿景和路径，讨论了转变政府职能、公立医

---

① 《习近平参加湖北代表团审议》，新华社，2020年5月24日。

院去行政化和去重复就医问题。政策法规篇综述了中央和地方关于健康中国和整合式医疗发展的战略决策及相关部署。中国实践篇总结了整合式卫生医护体系的建设成就和挑战，并提出紧密型县域医共体评价指标体系，包括 3 个一级指标、10 个二级指标、22 个三级指标，并介绍了中国整合式卫生医护体系建设的典型案例。借鉴篇总结了美国、英国、德国、荷兰、日本、新加坡六种医疗保障模式下的整合式医疗发展路径和成效。

本书是清华大学整合式医疗课题组联合业界专家开展调研和编写的第二部《中国整合式卫生医护体系发展报告》，也是清华大学医疗管理学院、清华大学精准医学研究院和清华大学临床医学院的工作报告。这项研究得到国家和地方相关政府部门、各类医疗机构和专家学者的支持，提供案例的机构为此做出很大贡献，在此一并感谢。敬请读者指正，大家携手共进。

清华大学整合式医疗课题组

2023 年 10 月 25 日

关键词

基本保健 指 1978 年世界卫生组织发布《阿拉木图宣言》之后，通过公共卫生、个人保健的服务供给和服务绩效，实现国民健康的制度安排。本书中的基本保健涵盖公共卫生和医护服务。

重复就医 指一个患者在不同医疗机构多次就诊、分级重复就诊，包括挂号、建立病案，进行影像、化验、病理等检查检测，背离了首诊负责制、管理式医疗、连续照护等整合式医疗的就医模式。

整合式医疗 指以患者为中心，实现健康促进、疾病预防、治疗、康复、护理和临终安宁疗护的连续性和一体化的制度安排，是解决重复就医问题的发展理念和必由之路。

家庭医生首诊负责制 指签约医生团队和居民共同承担健康"守门人"责任，对初诊、转诊和康复进行全专融合、全程个案管理和连续服务，是实现整合式医疗的起点。

法人型紧密医共体 指具有人、财、物产权和统一管理与运营的医疗共同体、利益和责任共同体，是共同促进区域居民健康的制度安排。

非法人型松散医联体 指不具有人、财、物产权和相对统一管理的医疗联合体，是推动跨院跨地区进行学科建设的制度安排。

医康养护服务一体化 即全周期健康促进与整合式医疗的制度安排，包括医防融合的疾控体系、全专融合的医护体系、中医西医并重发展体系和医养结合的居家养老支持体系。

目　录

第一章
总报告

一　新理念：实现健康中国目标的整合之路

（一）背景综述：全周期维护健康

从公共卫生（public health）、个人保健（personal health）到国民健康（good health），是个循序渐进的发展过程。公共卫生和个人保健是实现国民健康的必要条件，需要整合式研究、服务与评价，全周期维护健康的理念、政策和行动应运而生。

2002 年，第二次老龄问题世界大会发布《关于老龄化与健康的全球报告》，提出全球各区域都处于流行病学转变的阶段，从以传染性疾病、寄生虫病为主，转向以慢性非传染性疾病①和变性疾病为主。世界卫生组织（WHO）提出了"伤残调整生命年"（Disability Adjusted Life Year，DALY）的定义，用来估计各种致命及非致命疾病所导致的健康损失。它等于寿命损失年数与残疾生命年数之和，将 60

---

① 本书视语境简称"慢性病"或"慢病"。

岁以上老年人寿命分为健康状况和带病状态。① 华盛顿大学健康指标和评估研究所的研究结果显示：1990～2017 年，全球绝大部分国家的预期寿命增加 7.4 年，健康预期寿命只增加了 6.3 年。② 综上所述，早期老龄人口带病生存现象很普遍，并非健康长寿。1977 年，世界卫生大会提出人人享有基本保健是国家和政府的责任，并倡导全周期维护健康，走整合式发展之路，提高国民生命质量和生活水平，实现健康长寿。③

1. 全周期维护健康文献综述

1.1　文献检索

生命周期是一个"从摇篮到坟墓"（cradle‐to‐grave）的过程，通俗地讲，就是一个人从出生（生产）到死亡（结束）的全过程，即从受精卵到生命结束，一般包括妊娠期、新生儿期、婴幼儿期、学龄前期、学龄期、青少年期、成年期、老年期与临终期。尚少梅等以 Web of Science 核心合集和中国知网为检索对象，④ 应用 CiteSpace 5.7.R2 版本软件进行信息可视化分析，探索生命周期与健康管理的国内外研究现状。共检索到英文文献 12193 篇，中文文献 292 篇（见表 1-1）。对检索到的国内外文献进行关键词共现分析结果显示，国外文章对于生命周期和健康管理的研究领域较为广泛，绝大多数研究关注"life cycle greenhouse gas""environmental protection"等环境与健康管理领域以及"production system"等生命周期领域（见图 1-1）。国外仅检索了 2011～2021 年的相关文献，相关研究的数量是国

---

① 陈东升：《长寿时代的理论与对策》，《管理世界》2020 年第 4 期。
② 董家鸿主编《中国整合式卫生医护体系发展报告（2021～2022）》，社会科学文献出版社，2022，第 7~8 页。
③ 帅李娜：《中国基本医疗保险制度研究——基于丹尼尔斯医疗保健公平理论为基本分析工具》，华中师范大学博士学位论文，2013。
④ 尚少梅等：《对我国高等护理教育近 20 年发展的回顾与思考》，《中国护理管理》2021 年第 9 期。

内研究数量的 40 多倍，说明国外在生命周期和健康管理领域的学术研究更为活跃。

表 1-1 关键词共现分析文献类型

研究范围	国外	国内
数据库	Web of Science 核心合集	中国知网
检索关键词	"life cycle" 和 "health management"	"生命周期" 和 "健康管理"
检索结果	12193 篇	292 篇
时间跨度	2011~2021 年	1991~2021 年

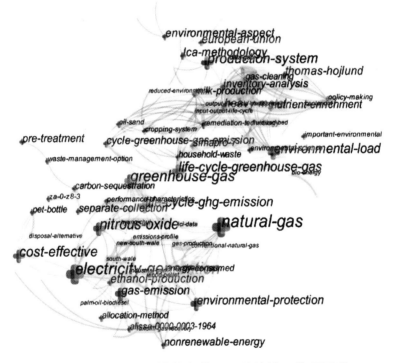

图 1-1 全周期维护健康英文文献关键词共现图谱

检索国内 1991~2021 年相关文献的计量结果显示，国内相关研究以人类健康为主，涉及公共政策和体系建设的研究尚不充足（见图 1-2）。

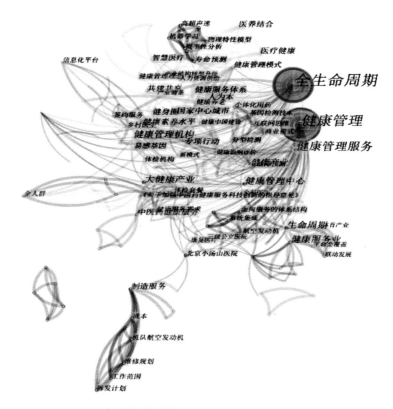

图1-2　全周期维护健康中文文献关键词共现图谱

1.2　定义应用

这一概念被广泛延伸到社会、经济、环境、健康、技术等多个领域，因此生命周期广义上指自然界和人类社会各种客观事物的阶段性变化及其规律，其核心思想是一体化整合。

（1）生命周期的内涵。生命周期最初用于探究个人和家庭的生命过程，即生命的孕育、出生、成长与成熟、衰老与死亡等过程。随着经济社会的发展，生命周期的概念被引入多个领域，可以指某个产品从自然中来回到自然中去的全过程，也可以指企业、组织发展的全过程。近年来有研究将生命周期概念引入信息科技等领域，也有较多研究将其引入管理、经济活动。随着"生命周期"

理论在各个领域的广泛应用，其内涵发展为将生命视为随个体或组织的发展，在社会关系和角色中不断转换和循环的过程。

（2）全周期维护健康相关原则。一是整体性原则，即认识全生命周期各个阶段是生命整体的必要组成部分，有一定的顺序性，但是不可分割。二是关联性或者相关性原则，来源于全生命周期系统论的观点，各个部分有必然的关联性，彼此相互影响，对全生命周期的整体发展目标或者质量有影响。三是结构性原则，按照全生命周期理论，每个人或者事物都具备相应的组织结构，可以是组织构成的结构，如细胞—组织—器官，也可以是信息内容的集成结构，如出生的遗传信息、影响成长过程的信息及健康状况信息，既有构成的结构性，也有发展顺序的逻辑性。四是动态性原则，就在于全生命周期是一个动态发展变化的过程，每个阶段都是动态的，如个体规模的动态变化、认知状态的动态变化、各个阶段的动态变化。

（3）大健康定义。1948 年，WHO 将健康定义为人在生理上、心理上和社会上的完好状态，不仅是没有疾病和不虚弱。1989 年，WHO 对健康定义进行了修改，认为"健康不仅仅是身体没有缺陷和疾病，而是身体上、精神上和社会适应上的完好状态"。[1] 进入新的发展时期和健康长寿的银色经济时代，健康的内涵更加丰富。健康成为经济社会发展的基础，同时是个人拥有财富的基础。投资健康的关键在于预防疾病、健康生活、合理就医，维护健康直至老年。WHO 从体温、脉搏、呼吸、血压、体重、饮食、排便、排尿、睡眠和精神 10 个方面制定了健康的标准。

（4）健康老龄化。2015 年，WHO 在《关于老龄化与健康的全球报告》中将"健康老龄化"定义为"发展和维护老年健康生活

---

[1] 詹一、龚巍巍、俞敏：《人群健康的综合评价》，《浙江预防医学》2013 年第 2 期。

所需要的内在能力和功能发挥的过程"。内在能力是指"个体在任何时候都能动用的全部体力和脑力的组合"。功能发挥为"使个体按照自身观念和偏好来生活和行动的健康相关因素"。

（5）健康预期寿命。健康预期寿命是指人们维持良好日常生活功能的年限，是一个相对数据，以估算人们在完全健康状态下生存的平均年数。平均预期寿命以死亡为终点，健康预期寿命以丧失日常生活能力为终点。健康预期寿命分为健康调整预期寿命和健康状况预期寿命。平均预期寿命和健康预期寿命都是联合国人类发展指数（Human Development Index，HDI）核心指标之一，反映一个国家或城市的整体健康水平，通常以寿命表（或生命表）的形式呈现出来。

（6）基本保健进社区。一是家庭医生签约服务。家庭医生是指为服务对象提供全面、连续、有效、及时和个性化的医疗保健服务和照护的制度安排。家庭医生不是私人医生，他们经过全科培训并具备与专科医生对话的能力。二是管理式医疗。以家庭医生首诊负责制为基础，全专融合对个人健康进行全程管理，包括问诊、确诊、治疗的全过程。因此，该类中心医院一般没有门诊服务，可为计划内手术患者提供服务。

（7）健康维护组织。健康维护组织（Health Maintenance Organization，HMO）是指在收取固定预付费用后，为特定地区主动参保人群提供系统性医护服务和维护健康的组织结构和操作体系。1973年，美国国会通过《健康维护组织法》，在制度上支持了这种模式的发展。HMO 相对于其他保险计划的好处是费用较低，参加者在缴纳保险费后，看病时只需支付少量挂号费，基本不用承担其他费用。

（8）医疗联合体。医疗联合体是整合碎片化医疗组织的制度安排，包括非法人型松散医联体和法人型紧密医共体，二者协同构成国家基本保健服务体系。前者是支柱，其组织目标是攻克疑难重症，以重症为中心，由专家领队，自上而下地建立纵向的、非法人的合作组织体系，推动医疗科研项目实施、临床转化与迭代发展，需要建立科研经费、科研基金、医保合理超支分担的补偿制度。后者是基础，其组织目标是改善辖区内居民健康状况，以人为中心，需要自下而上地优化医护资源配置，建立一个法人的紧密型组织（利益相关人），实施健康绩效评估与奖励、人头加权预算和结余留用相结合的补偿制度。

（9）健康城市与区域卫生规划。"健康城市"的概念起源于1842 年英国"城镇健康"会议，英国政府以此为契机成立城镇卫生协会，承担起改善城市居民生活条件、解决城市卫生问题的任务。1977 年，世界卫生大会提出"2000 年人人享有基本保健"的发展目标。1984 年，WHO 在"超越卫生保健——多伦多 2000 年"大会上，第一次提出"健康城市"的概念，此后有 21 个欧洲国家共同讨论城市健康的相关议题。1994 年，WHO 将"健康城市"定义为一个不断创造和改善自然环境、社会环境，并不断扩大社区资源，使人们在享受生命和充分发挥潜能方面能够相互支持的城市。1996 年，美国成立了健康城市与社区联盟。1998 年，雅典"健康城市国际会议"的举办标志着此项活动成为欧洲乃至全球性运动，至 2010 年，全球已有 4000 多个城市开展健康城市活动。

2. 全周期维护健康大数据

1970~2021 年，德国、英国、美国、日本等典型国家的基本保健总支出数据呈现了全周期维护健康的需求与供给关系。主要特征如下：（1）预防保健支出占比先低后高。新冠疫情发生之前，各国预防保健支出占 GDP 的比重整体上不足 0.5%，2021 年增加到 0.8%以上。（2）门诊保健支出占比增加。20 世纪 70 年代以后，各国均加强了社区基本保健服务能力建设，门诊保健支出占比上升。2021 年英国门诊保健支出占 GDP 比重上升到 3.14%。（3）住院保健支出占比整体呈先升后降的趋势。2021 年英国住院保健支出占 GDP 比重为2.82%。（4）长期照护支出占比上升。2020 年日本长期照护支出占

GDP 的比重为 2.18%。此外，2021 年德国为 2.49%，在新冠疫情中去世的高龄老年人较多，故比 2020 年减少 0.1 个百分点。（5）辅助保健服务支出占比整体上逐年增长。伴随广义医疗理论和实践的发展，营养、运动等促进健康的产品和服务增长迅速。德国辅助保健服务支出占 GDP 的比重从 1970 年的 0.03% 增至 2021 年的 0.62%。（6）医疗用品支出占比逐年上升。基于医疗科技和人工智能的发展，医疗用品快速发展。德国医疗用品支出占 GDP 的比重从 1970 年的 1.10% 上升至 2021 年的 2.39%，美国从 1990 年的 1.22% 上升至 2021 年的 2.33%。（7）治理和管理经费（包括协商与集采等社会治理费用）成为卫生支出的单列项目。2021 年该项支出占 GDP 比重在德国为 0.54%、在英国为 0.23%、在美国为 1.32%（见表 1-2）。

表 1-2　1970~2021 年典型国家各项卫生保健支出占比

单位：%

年份	德国	英国	美国	澳大利亚	日本
预防保健支出占 GDP 比重					
1970	0.38			0.13	
1980	0.43			0.03	
1990	0.42		0.37	0.00	
2000	0.31		0.46	0.16	0.21
2010	0.36		0.55	0.15	0.27
2015	0.36	0.52	0.51	0.18	0.30
2020	0.42	0.78	1.17	0.35	0.36
2021	0.83	1.55	0.84		
门诊保健支出占 GDP 比重					
1970	1.92			1.03	2.11
1980	2.81			1.70	2.79
1990	2.52		4.52	2.00	2.53
2000	2.27		5.21	2.54	2.29
2010	2.48		6.97	2.72	2.75
2015	2.46	2.51	7.23	3.06	2.86
2020	2.63	3.18	5.14	3.21	2.82
2021	2.59	3.14	5.00		

年份	德国	英国	美国	澳大利亚	日本
住院保健支出占 GDP 比重					
1970	1.69			2.32	
1980	2.50			3.06	
1990	2.52		3.21	2.93	1.89
2000	2.87		2.65	2.64	2.31
2010	3.04		3.05	2.79	2.85
2015	3.03	2.34	2.85	2.89	2.87
2020	3.38	2.92		2.89	2.94
2021	3.21	2.82			
长期照护支出占 GDP 比重					
1970	0.16				
1980	0.31				
1990	0.38		0.75		
2000	1.42		0.83	0.03	0.59
2010	1.69		0.94	0.10	0.84
2015	1.84	1.76	0.86	0.21	1.99
2020	2.50	2.25	1.53	1.19	2.18
2021	2.49	2.15	1.32		
辅助保健服务支出占 GDP 比重					
1970	0.03				
1980	0.07			0.12	
1990	0.06			0.45	
2000	0.44			0.45	0.05
2010	0.52			0.5	0.07
2015	0.55	0.18		0.57	0.07
2020	0.63	0.24		0.62	0.07
2021	0.62	0.24			
医疗用品支出占 GDP 比重					
1970	1.10				
1980	1.51			0.64	
1990	1.61		1.22	0.83	
2000	1.92		1.69	1.52	1.39
2010	2.23		2.30	1.57	1.98
2015	2.23	1.49	2.43	1.61	2.32
2020	2.31	1.47	2.33	1.52	2.10
2021	2.39	1.38	2.33		

续表

年份	德国	英国	美国	澳大利亚	日本
治理和管理经费占 GDP 比重					
1970		0.44			
1980	0.47			0.27	
1990	0.52		0.64	0.27	
2000	0.54		0.78	0.27	0.16
2010	0.59		1.20	0.23	0.15
2015	0.54	0.21	1.33	0.28	0.18
2020	0.56	0.24	1.64	0.28	0.17
2021	0.54	0.23	1.32		

资料来源：OECD health data；World Bank Open Databases，http：//data.worldbank.org./。

数据分析结果显示，典型国家卫生总支出不断增长的同时，其支出结构和比例均在优化。在支出结构方面，从原来的预算、门诊和住院 3 项增至 7 项，住院保健支出占卫生总支出比重趋于下降（见表 1-3），其他均有增加趋势。由此标志着人类基本保健已从社会团体和义工"赈灾救护"、医疗机构"治病救人"，进入全周期维护健康的整合式卫生医护体系建设新时代（见图 1-3），整合式医疗是必由之路。20世纪 70 年代，人类进入计算机和互联网时代，系统思维和体系建设成为生产方式和生产关系变革的基点。人类开始构建卫生医护体系，医疗机构需要在国家和地区的卫生医护体系内找到自己的位置。

表 1-3　1970~2021 年典型国家住院保健支出占卫生总支出比重

单位：%

年份	德国	英国	美国	澳大利亚	日本
1970	29.58				
1980	30.87			52.49	
1990	31.39		28.53	45.19	32.78
2000	29.02		21.22	34.63	32.24

续表

年份	德国	英国	美国	澳大利亚	日本
2010	27. 37		18. 77	33. 12	31. 16
2015	27. 11	23. 59	17. 26	30. 97	26. 34
2020	26. 66	24. 02		27. 06	26. 73
2021	24. 84	22. 83			

资料来源：OECD health data；World Bank Open Databases，http：//data. worldbank. org. /。

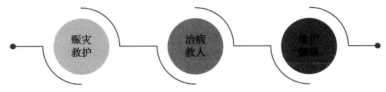

早期的社会团体和义工　　近期的医疗机构　　现代的整合式卫生医护体系

图1-3　人类医疗模式的进化

3. 银色经济与健康老龄化

人口老龄化并非社会老化，它代表了社会的进步。农业现代化解决温饱问题（国民平均预期寿命达到 50~60 岁）、工业现代化解决发展问题（国民平均预期寿命达到 70~80 岁）。但是，过度追求土地红利带来了分配不公和环境污染。20 世纪 70 年代，人类进入科技发展（特别是人工智能）和大健康的银色经济社会（国民平均预期寿命达到 90~100 岁）[1]，出现长寿时代、百岁人生的现象。

银色经济是对基于国民不断增长的健康长寿需求（见表1-4），通过体制机制创新，打破生产、分配、流通和消费中的约束条件，实现供需平衡、代际和谐与共同富裕的社会活动的总称。银色经济的主要特征是投资健康，即身心健康、道德健康与社会良好适应状态的大健康。围绕投资健康的主要研究和发展成果如下：（1）健康长寿的

---

[1] World Bank Open Databases，http：//data. worldbank. org/；United Nations Databases，http：//data. un. org/.

消费需求。伴随人均 GDP 的增长（从 1 万美元到 4 万美元）①，OECD 国家卫生支出占 GDP 的比重从 6% 上升到 14%，呈现双驱动增长态势，国民平均预期寿命也快速增长（从 70 岁以上增至 80 岁以上）。（2）健康寿命的探索。长寿所代表的社会进步并非科学和理性，人们开始探索健康寿命。一是减去带病生存年限，计算国民平均预期寿命。二是计算国民劳动生产率，探索劳动生产率与 GDP 增长、卫生总支出和国民平均预期寿命的关系。（3）人类发展指数。1990 年，人类发展指数由联合国开发计划署（UNDP）在《1990 年人文发展报告》中提出，用以衡量联合国各成员国经济社会发展水平，替代传统的 GNP 指标。人类发展指数指标包括人的健康、受教育机会、生活水平、生存环境和自由程度等，是衡量综合国力与共同富裕的重要指标，探索了健康投入、教育投入和国民平均预期寿命的关系。

表 1-4　主要发达国家人口老龄化时间表和相关数据比较（2020 年版）

OECD 主要国家均值	美国	德国	日本	中国	世界
初级老龄社会（65 岁 +，7%）；人均 GDP（2010 年基期价格）≥1 万美元；总和生育率均值 2.76（2.2～3.7）；国民平均预期寿命≥70 岁；卫生支出占 GDP 的比重为 6%；劳动力市场以机构就业为主	1950 年	1950 年	1971 年	2000 年，人均 GDP（2010 年基期价格）0.17 万美元；总和生育率 1.6；国民平均预期寿命≥71 岁；卫生支出占 GDP 的比重≥4.5%	2005 年
过渡期	64 年	22 年	24 年	22 年	35 年
深度老龄社会（65 岁 +，14%）；人均 GDP（2010 年基期价格）≥2 万美元；总和生育率均值 1.76（1.4～1.9）；国民平均预期寿命≥75 岁；卫生支出占 GDP 的比重为 9%；劳动力市场出现灵活就业	2014 年	1972 年	1995 年	2022 年，人均 GDP（2010 年基期价格）1.1 万美元；总和生育率 1.3；国民平均预期寿命≥77 岁；卫生支出占 GDP 的比重≥7%	2040 年

---

① World Bank Open Databases，http：//data.worldbank.org/.

OECD 主要国家均值	美国	德国	日本	中国	世界
过渡期	16 年	36 年	11 年	13 年	40 年
高度老龄社会（65 岁+，20%）；人均 GDP（2010 年基期价格）≥4 万美元；总和生育率均值 1.59（1.32～1.88）；国民平均预期寿命≥80 岁；卫生支出占 GDP 的比重为 14%（2021 年）；劳动力市场出现家庭就业	2030 年	2008 年	2006 年	2035 年以前	2080 年

数据来源：（1）预测人口比例数据来自 United Nations Department of Economic and Social Affairs，"World Population Prospects 2019"；（2）过往年份人口比例数据来自世界银行数据库；（3）平均预期寿命数据：1950 年数据为 1950～1955 年均值，来自 United Nations Databases，http：//data. un. org/；其余年份数据为当年数值，来自 World Bank Open Databases，http：// data. worldbank. org/。

（二）整合式医疗及其治理机制

1. 整合式医疗的基本原理

整合即指在人类完成初级生产分工的基础上，以人为本，将零散的经验彼此衔接，通过信息共享与协同工作，形成更有价值、更有效率的整体。分工和整合成为自然科学与社会科学发展过程中相辅相成的两种趋势。[①]

整合式医疗（integrated care）即以人的健康为中心，构建疾病预防、治疗和康复一体化的服务模式。20 世纪中期，为更好地防治疟疾、天花等疾病，一些国家逐步改变病后再治疗的医疗服务供给模式，开始注重疾病的预防，致力于整合医院和基层医疗卫生机构所提供的服务，促进医防融合。1996 年，WHO 发布的《整合卫生医护服

[①] 董家鸿主编《中国整合式卫生医护体系发展报告（2021～2022）》，社会科学文献出版社，2022，第 18 页。

务》（Integration of Health Care Delivery）报告提出"对体系内卫生服务所涵盖的各项资源进行组织和管理，使人们在需要时能够通过'友好'的方式获得系统性服务，从而得到其想要的结果并产生经济价值"。北京清华长庚医院院长董家鸿院士在前期精准医疗研究与实践的基础上提出"为患者提供一站式解决方案，使看病更规范、高效、安全、便捷"，体现出以患者为中心、提供整合式医疗服务的理念。

在互联网时代，基于系统思维的医疗体系一定是整合式的。具体制度架构见图1-4，以健康为中心，从家庭医生首诊负责制做起，在社区里实现全专融合治疗，预防、门诊、住院、康复、长期照护和临终安宁疗护是一个连续的整体，这需要整合与共享个人终生电子健康档案（含电子病案）信息，通过管理体制改革和运行机制创新，实现法人型紧密医共体维护居民健康、非法人型松散医联体发展学科建设，优化资源配置，重塑卫生医护体系，打造整合式就医模式，解决"看病难、看病贵"的问题。

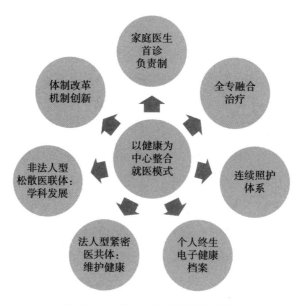

图1-4　整合式医疗制度架构

整合医学（integrated medicine）的内涵。1996年，美国成立整合医学委员会（American Board of Integrative Medicine），对整合医学的定义如下：在医疗实践中，强调医患关系的重要性，综合运用循证医学及补充/替代医学手段，注重患者全身的康复，以达到最佳康复状态的医学。中国樊代明院士提出整体整合医学（holistic integrated medicine），强调医学发展得越精细，越要关注整体，不应该以牺牲完整的人体为代价，应该坚持医学的人文性、生命的复杂性、人体的整体性、研究的真实性。中医文化坚持治疗和康复并重，中西医结合可以提高诊断（借助西医设备和方法）和治疗（使用中医药和疗法）的效果。

基于系统思维，生产线上的产品相互嵌入，实现制度安排、组织架构和生产流程的整合，由此产生的大数据成为生产要素。数据作为新型生产要素，是数字化、网络化、智能化的基础，快速融入生产、分配、流通、消费和社会服务管理等各个环节，推动了社会需求和供给，以及生产方式、生活方式和社会治理方式的变革。[①]"整合""嵌入""系统"三个概念代表卫生医护体系发展趋势，并具有相辅相成的内在关系。

2. 整合式医疗的价值链

1977年，世界卫生大会提出"2000年人人享有基本保健"的发展目标，即医疗保障定义的来源，会上介绍并肯定了中国农村合作医疗的经验。

1978年，WHO和UNICEF（联合国儿童基金会）发表《阿拉木图宣言》。主要内容如下：（1）大会坚定重申健康是基本人权。个人与集体享有参与卫生保健的权利和承担相关义务。（2）提高人民健康水平是世界范围的一项重要社会目标，要求卫生部门及其他部门联

---

① 李广乾：《如何理解数据是新型生产要素》，《经济日报》2022年12月20日。

合行动。发达国家与发展中国家之间以及国家内部在政治上、社会上及经济上存在不平等，要以国际新秩序为基础推动经济及社会发展，实现人人享有基本保健并缩小发展中国家与发达国家之间卫生发展差距。增进并保障人民健康，是经济社会持续发展的重要条件，有助于提高人民生活质量和实现世界和平。（3）政府要对其人民的健康负责，就要提供充分的卫生及社会保障。到2000年，使所有人民过上富裕和健康的生活，是今后数十年内各国政府、国际组织及整个世界大家庭的一项主要的社会目标，基本保健①是实现目标的主要渠道。此时的基本保健已经是初级保健的升级版，不仅包括预防疾病的基本公共卫生，还包括维护健康的疾病治疗和康复。（4）基本保健是基于切实可行、学术上可靠、为社会所接受的方式与技术，通过个人及家庭参与，本着自力更生及自觉精神，群众和国家在各个阶段均能支付费用且惠及所有人的制度安排。基本保健是国家卫生体制的组成部分、功能中心和活动焦点，也是社会经济发展的组成部分；其实施要尽可能接近人民居住及工作场所，是卫生医护工作的起点。（5）在当地及转诊的过程中，依靠由医师（家庭医生）、护士、助理人员，以及经适当业务培训后的群众组成的医疗队通过传统医疗形式开展工作，以满足群众的基本保健需求。（6）各国政府应制定国家政策、战略及行动计划，在相关部门协作下发起并持续提供基本保健服务。为此需要发挥国家政治意志，合理配置国家资源并使用外来资源。

《阿拉木图宣言》敦请各国政府、其他国际组织以及多边和双边机构、非政府组织、资助机构，所有卫生工作者及整个世界大家庭，支持各国对基本保健所承担的义务，并尽力提供技术及经济支持，尤其是对发展中国家。大会吁请各国本着宣言精神及内容协力推广、发展

---

① 此时的"基本保健"与1948年世界卫生组织纲领中的"初级保健"有本质区别，前者主要指基本公共卫生和母婴保健，后者要满足全体居民医护需求。

并坚持基本保健，由此形成各国发展卫生医护事业的三角价值链：
（1）可及性即资源配置从全专融合的社区医护和家庭医生做起，实现
医护服务连续性；（2）安全性即质量管理与安全质控从智能监控、医
疗大数据和循证医学做起，应用合适的药物和技术；（3）可支付即从
总额控制、合理定价、成本管理和第三方支付做起，确保人人享有基
本保健。综上所述，要运用公共选择和经济评估等工具，在三者之间
进行取舍并求得平衡，只突出其中一点无法取得成功（见图1-5）。

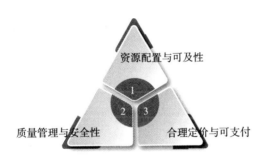

图1-5　现代卫生医护事业的三角价值链

2008年，WHO在报告中再次强调整合式卫生医护体系建设。2015
年，WHO在总结全球发展社区基本保健服务体系经验的基础上，发布
了《以人为本的整合式卫生服务全球战略报告》（Global Strategy on
People-Centred & Integrated Health Services，PCIHS），呼吁全球在基
本保健（含公共卫生）的筹资、管理及提供三个方面变革服务模式，
提出实现PCIHS的五个战略措施。一是国民权利与参与。通过提供
机会、技能和资源赋予人们权力并参与其中，使个人能够对自己的健
康做出有效决定，使社区能够积极参与，共同创造健康的环境。二是
社会治理与问责。（1）建立对服务提供者的问责机制；（2）有足够
的共享信息可以评估所提供的服务；（3）患者可以维权和参与治理。
三是转变服务模式。优先考虑基本保健以及健康共同体的服务模式，
提供安全和有效的卫生医护服务，形成从门诊到住院和后期康复的有

效的、无障碍的转诊系统。四是多部门协作（三医联动）。各级医护人员建立协作系统，在卫生部门和其他部门之间建立联动工作机制，将监测、早期发现、快速应急能力等关键公共卫生功能整合到卫生医护服务系统中，以应对各类紧急情况。五是营造社会环境。在医疗体制改革利益相关者之间建立对话机制，对话要有质量和包容性，力争对基本保健和卫生医护服务系统发展达成共识；提高政府、卫生部门、医疗机构等管理和服务能力。五个战略措施相互依赖，影响PCIHS 的实现。

2014 年 7 月，中国政府（财政部、国家卫生与计划生育委员会、人力资源和社会保障部）与世界银行、WHO 共同开展了医改联合研究，于 2016 年发布了《深化中国医药卫生体制改革，建设基于价值的优质服务提供体系》研究报告。① 该报告肯定了过往医改成果，提出了深化中国医药卫生体制改革的必要性和迫切性，从而避免走向高成本、低价值的卫生医护服务体系的风险。

（三）整合式医疗从家庭医生首诊负责制开始

全科与专科、门诊与住院、急性康复与急性后期康复、狭义医疗和长期照护（广义医疗）② 体现医学和医疗的分工，以患者为中心的社会文化需要将其整合起来并实现连续服务。这个过程的起点是家庭医生首诊负责制，由居民信任并签约的家庭医生团队对初诊、转诊、治疗和康复进行全程协调与个案管理。如果说紧密型县域医共体建设是实现分级诊疗和健康中国建设的重要抓手③，家庭医生首诊负责制

---

① 董家鸿主编《中国整合式卫生医护体系发展报告（2021～2022）》，社会科学文献出版社，2022，第78~81 页。

② 〔日〕俞炳匡：《医疗改革的经济学》，赵银华译，中信出版社，2008。

③ 国家卫生健康委员会基层卫生健康司等编《紧密型县域医疗卫生共同体建设典型案例》，中国人口出版社，2021，第1 页。

就是其出发点和落脚点。

1. 什么是家庭医生?

家庭医生主要是通过签约服务,与居民个人和家庭合作,在社区提供基本保健首诊服务的基层医护人员、组织和制度安排。石磊玉教授认为家庭医生应当具有如下五个能力:(1)预测、预防和控制疾病;(2)复杂药理学;(3)理解生命终结和伦理问题;(4)医疗协调者;(5)领导团队适应社区和家庭的需求。家庭医生具有如下五个主要特征:(1)签约服务。合同的甲方和乙方均为居民健康的守门人。在个人选择家庭医生的基层竞争机制下,居民个人或家庭是甲方,家庭医生是乙方。在公办家庭医生招募居民的服务机制下,家庭医生是甲方,居民个人或家庭是乙方。(2)具有基层医护工作者资质,包括全科医生、公卫医师、乡村医生等。全科医生不等于家庭医生,可能是家庭医生团队的组长。(3)团队建设。伴随全专融合首诊制及其相关预算制度的发展,家庭医生从个体医生到招募助理,从聘请专科医生、中医师到建设诊所和联合诊所,直至社区医院、二级专科医院。(4)全专融合。根据签约患者的需求聘请专科医生、康复医师等加入患者/客户的诊断和治疗。(5)首诊制。签约居民遇到疾病问题首先问诊家庭医生,由家庭医生建立个案管理计划,包括诊断、治疗、转诊住院和手术,以及康复与护理等全程管理。①

2. 家庭医生的起源

家庭聘请私人医生的历史很悠久。19世纪,家庭医生制度出现在英国,此后推广到美国、澳大利亚和加拿大等国家。在英国和澳大利亚,人们将其称为全科医生,美国和加拿大则称家庭医生。

1969年,美国政府批准设立家庭医疗专业,成立了美国家庭医

---

① 〔美〕石磊玉、道格拉斯·A.辛格:《美国医疗卫生服务体系》(第7版),杨燕绥、张丹译,中国金融出版社,2019,第551页。

疗专科委员会（American Board of Family Practice，ABFP），负责家庭医疗专科的培训考核和证书颁发。1971年，美国全科医学协会更名为美国家庭医师协会（American Academy of Family Physicians，AAFP）。1977年，美国家庭医师协会正式决定将"全科医生"更名为"家庭医生"，将"全科医疗"改称为"家庭医疗"。1名医生只有完成3年的家庭医生培训项目，并通过综合性考试以后，才能获得美国家庭医疗专科委员会授予的证书，而且证书的有效期只有6年，家庭医生需通过继续学习和相关考核才能获得证书的再认定。

AAFP强调家庭医生必须经过严格的家庭医疗专业教育和家庭医疗技能训练，拥有不同于其他医学专科医生的医学知识、观点和技能，为家庭的每一位成员（包括不同性别、不同年龄），针对不同生理、心理或社会问题，提供综合、连续、及时且个性化的预防、保健、医疗、康复服务。[1] 家庭医疗是美国第20个医学专业，整合了临床医学、心理医学和社会医学等学科相关知识，为个人和家庭提供连续性和综合性健康照护服务。家庭医生是家庭医疗的执行者。目前，美国有95%以上的医学院开设家庭医疗专业，美国家庭医生制度逐渐发展完善。

1972年，世界家庭医生组织（WONCA）在澳大利亚墨尔本成立，为家庭医生之间交流知识和信息提供了一个平台。WONCA每3年举办一次国际性学术大会，每年召开一次地区性会议，出版一些重要杂志和指南，鼓励和支持不同国家、地区家庭医生制度的发展，旨在促进所有人享有安全、可及、优质的基本医疗服务。家庭医生由全科医生演变而来，在初级医疗系统中发挥重要作用，能满足社区居民至少80%的医疗服务需求。WONCA对家庭医生的定义是：服务的对象包括个人、家庭和社区；需要提供优质、便捷、经济、有效的基层

---

[1] 张春民、程志英：《从家庭医生的历史沿革辨析家庭医生概念——以上海为例》，《中国社区医师》2019年第10期。

医疗保健服务；强调对生命、健康与疾病管理的全过程和全方位。

3.家庭医生制度的发展

家庭医生制度化源自 WHO《阿拉木图宣言》，即人人享有基本保健，逐渐发展到家庭医生首诊负责制和连续照护的整合式医疗。

20 世纪 70 年代，中国农村合作医疗中的乡村医生入户服务并负责到底，是家庭医生首诊负责制的雏形。家庭医生是整合生物学、预防医学和社会科学，为个人和家庭提供全面照护的制度安排。

2018 年，《关于规范家庭医生签约服务管理的指导意见》规定，家庭医生根据条件为居民提供基本医疗、公共卫生、健康管理等服务（见表 1-5）。

表 1-5 家庭医生提供服务内容

服务类别	具体内容
基本医疗	涵盖常见病和多发病的中西医诊治、合理用药、就医指导等,包括一般诊疗服务、血压、血糖、心电图、血型检测
公共卫生	包括建立居民健康档案、健康教育、预防接种、儿童健康管理、孕产妇健康管理、老年人健康管理、慢性病健康管理、严重精神病健康管理、结核病患者健康管理、中医药健康管理、传染病和突发公共卫生事件报告和处理、卫生计生监督协管、提供避孕药具和健康促进行动
健康管理	对签约居民开展健康状况评估,在评估的基础上制订健康管理计划,包括健康管理周期、健康指导内容、健康管理计划成效评估等,并在管理周期内依照计划开展健康指导服务,如重点疾病管理及儿童、孕产妇、老年人健康管理等
健康教育与咨询	家庭医生为签约居民提供健康生活方式、可干预危险因素、传染性疾病预防等健康教育知识。根据签约居民的健康需求、疾病季节特点和流行情况等,通过门诊服务、出诊服务、网络互动平台等途径,采取面对面、社交软件、电话等方式提供个性化健康教育和健康咨询等
优先预约	通过互联网信息平台预约、现场预约、社交软件预约等方式,家庭医生团队优先为签约居民提供本机构的专科科室预约、定期家庭医生门诊预约、预防接种以及其他健康服务预约等

续表

服务类别	具体内容
优先转诊	根据签约患者病情,家庭医生帮助其转诊到上级医院。上级医院向签约居民提供转诊便利。家庭医生团队要对接二级及以上医疗机构相关转诊负责人员,为签约居民开通绿色转诊通道,预留号源、床位等,优先为签约居民提供转诊服务
出诊服务	在有条件的地区,针对行动不便、符合条件且有需求的签约居民,家庭医生团队可在服务对象居住场所按规范提供可及的治疗、康复、护理、安宁疗护、健康指导及家庭病床等服务。根据相关规定,在符合社区卫生服务中心诊疗服务规定前提下,提供家庭病床、居家相关医疗、护理及远程健康监测等服务,产生费用按医保相关政策报销
药品配送与用药指导	有条件的地区可为有实际需求的签约居民配送医嘱内药品,并给予用药指导服务
长期处方	家庭医生在保证用药安全的前提下,可为病情稳定、依从性较好的签约慢性病患者酌情增加单次配药量,延长配药周期,原则上可开具4~8周长期处方,但应当注明理由,并告知患者关于药品储存、用药指导、病情监测、不适随诊等用药安全信息
中医药"治未病"服务	根据签约居民的健康需求,在中医医师的指导下,提供中医健康教育、健康评估、健康干预等服务
其他服务	各地依据居民需求因地制宜开展的其他服务

深圳市罗湖医院集团在实践中形成"1+X=3"的工作模式：1名全科医生（或者其他具有资质的医师）负责签约管理；根据签约患者的需要组织医务人员团队，包括公卫医师、药剂师、康复师、护理师、中医师、营养师等，每周2天入户巡诊，平均每家30~60分钟；为签约居民和患者提供3类服务，包括基本公共卫生、基本医疗和健康促进。以黄贝岭社区为例，有13个家庭医生团队服务4万居民，其中有2.2万人签约，平均每个家庭医生团队服务近1700人。居民在社区可以做胸片、彩超等辅助诊断，接受大全科和小专科的服务。

2019年，清华大学医院管理研究院师生到罗湖医院集团调研发现，签约居民和家庭医生团队相对稳定，签约率持续增长。2020~2022 年，在抗击新冠疫情过程中，该团队充分发挥基层就诊、慢性病管理、医养融合作用，促进了公共卫生和疾控体系发展，用数据证明了整合式医疗的成功。①

完善家庭医生制度的主要挑战。（1）签约制度不健全。目前主要以公办社区卫生服务站医生或者家庭医生诊所为甲方，签约居民为乙方，居民比较被动。对家庭医生签约服务缺乏统一、持续的统计体系，缺乏绩效管理与考核机制，家庭医生补偿不足。存在签约不服务、年内重复签约等问题。（2）信息不对称。家庭医生不能查询签约患者在不同地区的健康档案和电子病历，信息获取和诊治能力受到限制。（3）尚未实现全专融合。全科医生孤军奋战、社区医疗备药率较低，导致诊治能力不足，居民信任度不高，签约积极性不强。（4）尚未执行首诊制。在很多地区，家庭医生只能问诊、复诊和管理常见病，遇到专科问题即开具转诊单，没有对签约患者进行全程个案管理和连续服务的计划、职责和能力。

4. 全专融合的家庭医生首诊负责制

首诊制即指患者的首位接诊医生负责患者诊疗全程的制度安排。家庭医生签约服务是实行首诊制的起点，进行全专融合学科建设是必要条件。主要特征如下：（1）签约服务的家庭医生是首诊制的责任人，与签约居民共同承担健康守门人的责任；（2）签约服务的患者要服从首诊制安排，在签约服务的家庭医生处进行初诊，根据家庭医生的安排进行转诊、治疗和康复，由基本医疗保险分担医疗费用；有个性化需求的患者可以去私人诊所和专科医院就医，由商业保险公司付费和个人自付；（3）签约服务即管理式医护，基于全专融合学科建设提供个案

---

① 董家鸿主编《中国整合式卫生医护体系发展报告（2021~2022）》，社会科学文献出版社，2022，第155~165页。

管理和连续性服务；（4）签约服务覆盖患者初诊、转诊与康复的全过程，一般不需要重复就医。综上所述，家庭医生首诊负责制是实现基本保健服务可及性、安全性和可支付三角价值链的制度安排，是实现整合式医疗的起点和重点。

在英国、古巴等国家，家庭医生实行首诊负责制，包括初次就诊和全程诊疗管理（见图1-6）。在德国有家庭医生，但人们以崇尚自由为由，反对首诊制。在此基础上出现个案管理师（个人病案管理医师）和各种管理式医疗。其中，古巴的家庭医生首诊负责制更加严格、规范和高效，家庭医生兼有社会工作者和基层官僚的职责（见专栏1-1）。在英国，家庭医生首诊负责制有法可依、流程规范（见专栏1-2）。但是与古巴不同，英国家庭医生并非由政府分配和支付工资，他们既有NHS的人头加权预算保障，也有家庭医生之间签约竞争、家庭医生与专科医生之间转诊竞争、专科医生之间接诊竞争的三元竞争机制。在美国，家庭医生首诊负责制要服从商业保险公司的发展战略和制度安排（见专栏1-3），仅是为商业保险公司客户服务的运营模式之一。

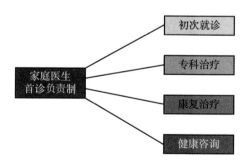

图1-6 英国家庭医生首诊负责制

专栏1-1 古巴家庭医生首诊负责制

古巴是世界上人均家庭医生最多的国家，接受家庭医生保健服务的居民占国民总数的 98.2%。① 每名家庭医生负责社区 1~2 条街道的基本保健，诊治居民的常见病和多发病。医生住处一般就在诊所附近，方便医生出诊，便于医患交流，医患关系很亲密。在古巴家庭医生网络中，一般由 15~40 名家庭医生组成联合诊所，对复杂患者进行联合会诊，在必要时将患者转诊到上一级医院进行治疗。患者出院后，医院将有关患者的治疗情况和病例交给家庭医生保管，由其负责之后的康复工作。家庭医生为居民建立个人健康档案，记录个人的身体状况、治疗和用药史等基本健康信息。家庭医生还负责居民的日常保健工作，如疫苗接种、孕产妇保健、定期体检和开展讲座等。

古巴家庭医生是综合医学专家，有严格的准入流程，要接受 6 年医科大学教育以及 3 年专科医生教育，需全面掌握各类医学知识，包括内科、外科、妇科、儿科等，毕业后接受国家分配，进行 2~3 年的基层临床实践工作。成为家庭医生后还需要定期参加培训，不断提升业务水平。古巴对家庭医生思想素质的要求极高，要求家庭医生用情于患者，尽可能地服务好每一位患者。

专栏 1-2 英国家庭医生首诊负责制

英国的家庭医生是经过全科医学教育、在皇家医学会注册的，拥有全面临床技能的医师，约占全国医生总数的 50%，目前有 20% 由政府聘用、80% 为私人诊所聘用并与居民签订服务协议。每名家庭医生负责 1000~3000 人的基本保健。

英国通过立法规范了社区首诊、双向转诊的分级诊疗体系及其运行机制。每个英国国民必须签约一名家庭医生和注册全科诊所，居民就医行为受法律约束。签约家庭医生有义务对签约居民提供基本保健

---

① 李惠娟、季正明：《家庭医生责任制在社区卫生服务中作用的评价》，《中国初级卫生保健》2000 年第 2 期。

服务，包括常见病治疗、日常体检、医疗咨询等。除急诊外，居民必须到家庭医生处接受初级诊疗，必要时再接受由家庭医生安排的转诊。医院不直接接收非急诊病人和计划外手术患者，居民不能私自去专科医院就诊。接受专科治疗后的康复治疗仍由家庭医生负责。在实践中，居民、家庭医生与专科医院之间建立起相互信任的"就诊—双向转诊"关系。

英国 NHS 预算的 60% 由社区临床决策委员会进行分配。通常签约 1 万名以上居民为一个预算单位，为此家庭医生纷纷建立联合诊所，一级和二级医院在社区快速成长。家庭医生主要收入来源为人头费预算，约占总收入的 70%，支持家庭医生为居民提供基本保健服务；20% 以上来自绩效奖励，2004 年英国建立了一套反映家庭医疗服务质量的指标体系（QOF），对家庭医生进行考核和支付绩效奖励；还有 5% 以上来自个性化的特需医疗服务。NHS 基于疾病风险进行人头加权，如老人、儿童和低收入人群等。

专栏 1-3　美国家庭医生制度

美国家庭医生制度依托商业医疗保险，实行人头预付制和管理式医疗保健。家庭医生约占临床医生总人数的 60%，每名家庭医生负责约 2000 位参保者，在社区提供基本保健服务。需要进一步治疗时可转至专科医院，但必须经过保险公司指定的家庭医生的同意。美国不实行严格的家庭医生首诊负责制，家庭医生不承担或部分承担"守门人"责任。商业保险公司决定是否必须经家庭医生首诊和转诊，家庭医生仅在某些保险项目中发挥"守门人"作用，部分私人医疗保险通过家庭医生首诊及转诊规定对二、三级医疗卫生服务经费的增长进行限制。

中国实行家庭医生首诊负责制面临如下挑战：（1）中国将全科、

专科和专家三级诊疗服务，按照三个行政级别建设医院，并归属各级政府管理；居民在三个级别医院重复就诊，包括挂号、建立病案、检查检验等，全专融合的管理体制、运行机制和补偿机制不完善。（2）目前的首诊负责制主要指患者在医院就诊的首位接诊医生（首诊医生）。以医院为中心，在一次就诊过程结束前或由其他医生接诊前，负责该患者全程诊疗管理，并非以患者为中心提供全程连续服务，换一家医院即需要更换首诊医生。医疗机构和科室的首诊责任参照医生首诊责任执行。基本要求如下：明确患者在诊疗过程中不同阶段的责任主体，保障患者诊疗服务的连续性，做好医疗记录，保证医疗行为可追溯。（3）快速发展的异地就医。为解决地区之间医疗资源不均衡的问题，中国正在大力推行异地就医和即时结算制度。加之高铁的发展推动旅游式医疗快速发展，很多地区医疗保险基金异地支付率超过 20%，对实行家庭医生首诊负责制造成冲击。有些地区热衷于建设大型医院，以为由此可以带动地区经济发展。

5. 全专融合学科建设支持医院去行政化

医院行政化是实现家庭医生首诊负责制和基本保健服务进社区的体制障碍。赵影等对社区门诊患者签约家庭医生的意愿及其影响因素进行问卷调查，同时随机抽取上海市闸北区各社区卫生服务中心的100 名门诊患者进行现场访谈。访谈结果表明，社区居民签约家庭医生的意愿为 56.9%。影响签约的主要因素如下：（1）不清楚签约家庭医生的诊治能力和效果，担心发生误诊；（2）担心签约家庭医生实行社区首诊制，影响自由就医；（3）对家庭医生的信任度较低，负面消息较多，担心延误治疗。赵影等还认为提高家庭医生诊治能力是关键环节。[1]

---

[1] 赵影等：《社区门诊患者签约家庭医生的意愿及其影响因素研究》，《中国全科医学》2012 年第 4A 期。

家庭医生团队建设和实施首诊负责制需要全科、专科和专家参与的嵌入式、整合式学科建设，打破现有医院的三级行政化体制。各级地方政府做好预算、监督和服务，推动全专融合与嵌入式学科建设，构建医防融合与嵌入式疾控体系。

系统是指若干部分相互联系、相互作用，集成某些功能的整体。人们的认识一般从局部开始，特别是疾病与健康问题，总是会遇到"病治好、人未愈"的问题。手术该不该做、药该不该吃，不同的医生有不同的看法，没有整体评估方法。2020 年 10 月，党的十九届五中全会将"坚持系统观念"作为"十四五"时期经济社会发展必须遵循的五项原则之一。坚持系统思维，按照全周期维护健康的原则进行临床决策和提供医护服务，即整合式医疗的重要原则。

二　新愿景：医康养护服务一体化

2023 年 3 月 23 日，中共中央办公厅、国务院办公厅印发《关于进一步完善医疗卫生服务体系的意见》，要求各地区各部门结合实际认真贯彻落实。

（一）发展目标与愿景

1. 发展目标

医康养护服务一体化是以人为本和需求导向的，整合式发展是对就诊模式进行改革与创新的必由之路（见图 1-7）。国家要对全周期维护健康的预防、筛查、首诊、门诊、住院、康复、长期照护、安宁疗护进行一体化顶层设计、区域化资源配置，替代重复就医，支持整合式服务模式落地。医康养护服务一体化是实现居民基本保健可及性、安全性和可支付的制度安排，有效解决"一小一老"的基本保健问题。

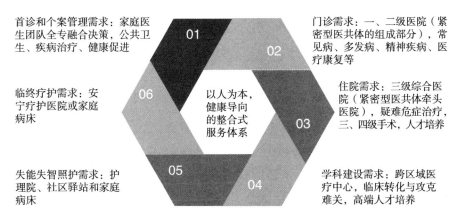

首诊和个案管理需求：家庭医生团队全融合决策，公共卫生、疾病治疗、健康促进

门诊需求：一、二级医院（紧密型医共体的组成部分），常见病、多发病、精神疾病、医疗康复等

临终疗护需求：安宁疗护医院或家庭病床

住院需求：三级综合医院（紧密型医共体牵头医院），疑难危症治疗，三、四级手术，人才培养

以人为本，健康导向的整合式服务体系

失能失智照护需求：护理院、社区驿站和家庭病床

学科建设需求：跨区域医疗中心，临床转化与攻克难关，高端人才培养

图1-7 医康养护服务一体化的需求导向和供给模式

2. 愿景蓝图

基于WHO的《阿拉木图宣言》，中共中央、国务院关于健康中国的发展战略，以及国家和地区的卫生医护发展规划，区域医康养护一体化服务体系具有如下特征（见图1-8）：（1）资源配置强基层，全科团队、专科团队和专家团队协作的服务体系呈正三角形；（2）通过医疗联合体建设引导公立医院去行政化，基层服务到家、转诊服务到位，以整合式就医模式替代重复就医；（3）医防融合构建公共卫生和疾控体系、全专融合构建基本保健服务体系、医养结合提高"一小一老"就医可及性。

以往部分领域西医治疗讲究证据但缺乏系统思维、中医具有系统思维但缺乏证据，单纯中医或西医均缺乏系统的服务体系和评估方法。构建整合式卫生医护体系要坚持系统思维，按照全周期维护健康的原则进行临床决策和提供医护服务。

具体实施路径如下：（1）全专融合与嵌入式学科建设。通过紧密医共体，以维护健康为中心进行学科建设，通过互联网和人工智

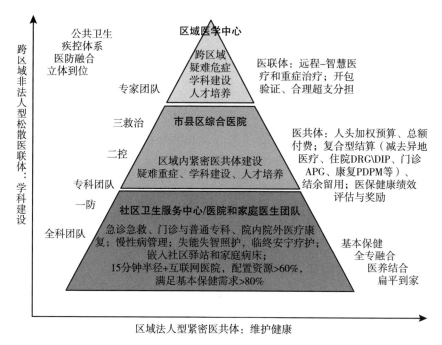

图 1-8 区域医康养护一体化服务体系和制度架构

能将服务端口前移，整合预防、门诊、住院、康复、照护、临终安宁疗护的服务流程，实现连续性服务，结束重复就医。以河南省巩义市为例，居民可以在村医诊所就诊、乡镇卫生院做相关检查和确诊，遇到疑难重症的检验检测和影像，嵌入龙头医院专科医生的诊断意见（赋予绩效积分）。龙头医院还会派专科医生驻点开展门诊和手术，开展联合查床，进行学科建设、人才培养。以浙江省湖州市和德清县为例，遇到更加复杂的疑难重症，通过松散医联体学科建设，由浙江大学第二附属医院的专家提出诊断意见（支付项目费用），并在专家指导下开展青年医生攻关项目，逐一解决"卡脖子"问题，将异地开展的手术留在了本地，异地就医发生率和医保资金异地结算率不断下降。由此打通了一级、二级和三级医院之间的通道。（2）医防融合与嵌入式疾控体系。家庭医生和社区医疗嵌入基本公共卫生服务和家庭疫情检测等防护工作，即一防，一般不需要行政管控。紧密医共体接治发烧和确诊轻症患者，即二控，一般不需要建设方舱医院。医疗中心接治重症患者和开展临床研究，即三救治，一般不会挤兑医疗资源和造成次生灾害。（3）医养结合方便"一小一老"。将儿科、老年科和慢性病管理等基本保健服务嵌入社区驿站和家庭病床，提高"一小一老"基本保健的可及性，是提高生育率和积极应对人口老龄化的重要举措。（4）建立医疗保险总额付费机制。按区域进行人头加权预算和总额付费与结算管理，包括异地医疗、按疾病诊断相关分组付费/按病种分值付费（DRG/DIP）、门诊 APG、康复 PDPM 等，实行结余留用和健康绩效评估与奖励的激励机制，从以治病为中心的按服务数量付费，转向以健康为中心的按绩效评估结果付费。通过对重点学科和重症病案进行临床循证研究，即开包验证，完善合理超支分担政策，为医疗科技和临床创新项目买单。

（二）发展规划与实施路径

实现医康养护服务一体化的整合式医疗发展路径有四个关键词（见图 1-9），即医防融合、全专融合、中西结合与医养结合。

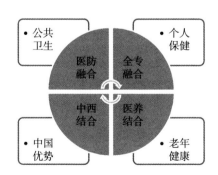

图 1-9 整合式医疗发展路径与四个关键词

1.医防融合打造疾控体系建设的标杆城市

公共卫生进入社区，疾控体系立体到位。2022 年 12 月 26 日，国务院印发《关于对新型冠状病毒感染实施"乙类乙管"的总体方案》（以下简称《总体方案》）提出"分级分类救治患者"，即一防、二控、三救治的医防融合体系。

医防融合是核心策略。国民健康需要通过公共卫生和个人保健实现。预防在先，治疗在后。在发生疫情时，感染有先有后，康复有快有慢，在家庭和社区有感染者和非感染者交叉，所以需要医防融合以持续抗疫，加强公卫医师与家庭医生的分工与协作。

我国《基本医疗卫生与健康促进法》提出："国家推进基层医疗卫生机构实行家庭医生签约服务，建立家庭医生服务团队，与居民签订协议，根据居民健康状况和医疗需求提供基本医疗卫生服务。"家庭医生并非全科医生，是为签约居民和团队服务的制度安排。我国家庭医生包括基层医疗卫生机构注册全科医生（含助理全科医生和中医类别全科医生），以及具备能力的乡镇卫生院医生和乡村医生等，以全科医生为主。在工作中他们需要具备与公卫医师、专科医生、康复医生等对话的能力，以制定和执行签约居民的医护方案。家庭医生团队是基层医疗卫生机构的组成部分。具体策略如下：一是推动二者职责融合，二是推动绩效考核与补偿融合，包括医保的补偿和奖励机制。医疗保险基金不是行政经费，不应当用于支付家庭医生签约费用，而应当用于支付服务费用和绩效考核奖励。建议建立家庭医生签约服务信息系统，支持卫健部门和医保部门的绩效考核工作。推动建立家庭医生团队续约、家庭代际同签、健康绩效评估的奖励机制。具体指标如下：2023 年家庭医生绩效奖励资金占医疗保险年度预算总额的 20%、2025 年达到 30%。"十四五"期间，应当完善一防、二控、三救治的疾控体系，依法规范个人、家庭、社区和各级医疗卫生机构的疾控责任，完善转诊机制。

1.1　一防在社区，减少行政管控

以罗湖医院集团为例，构建了以家庭医生签约服务为基础的"1+X＝3"的服务模式（见专栏1-4），通过集团内部二次分配，奖励连续签约和家庭签约，建立了居民健康大数据中心；通过社区动员、互助与防控能力，满足了《总体方案》关于"未合并严重基础疾病的无症状感染者、轻型病例，采取居家自我照护"的基本要求。

专栏1-4　罗湖医院集团"1+X＝3"的医防融合工作机制

家庭医生团队以1名全科医生为主，组合公卫医师、医务社工等人，提供公共卫生与疾控、基本保健、健康促进一体化服务，即"1+X＝3"服务模式。新冠疫情发生初期，罗湖医院集团的三家医院针对重点人员设立发热门诊，医院、疾控中心、社区共同构建了"三位一体"的疾控体系。500余名家庭医生加入"三位一体"队伍，加上1400多名社区医生、社工等，与其他防控人员共同坚守在罗湖战疫一线，从重点人员排查管控、居民健康监测管理、企业复工技术指导、公共卫生健康教育四个关键环节推进社区联防联控。罗湖区还通过设置五大驿站，对不同人员进行分类管理，包括发热留观人员的"哨声驿站"、医护人员的"天使驿站"、密切接触者的"安心驿站"、国内来深人员的"健康驿站"以及留学归国人员的"归雁驿站"，通过暖心服务确保居民健康。

1.2　二控在医疗集团，替代方舱医院

罗湖医院集团面对疫情重症高峰，发热门诊"火力全开"，重症救治资源紧急扩容。全科医学力量上下一心、紧张有序应对疫情冲击，撑起了抗疫诊疗的"半边天"。例如，2023年1月27日，罗湖医院集团入院85人、出院42人，1724张病床的实时使用率为

33.82%，其中 ICU 床位使用率 62.71%，这一波高强度疫情平稳回落至低位。罗湖医院集团充分利用医联体优势，坚持"一盘棋""一张床"统筹，分级分类收治，危重患者原则上向综合力量较强的区人民医院集中，各医院内加强普通病床向重症病床快速转换的能力。罗湖医院集团已先后分 6 批，从各社康中心抽调全科医生 32 名、全科护士 10 名到各病区支援，主要安排在区人民医院重症二病区、全科病区，还有一部分全科医护人员混编进医院联合查房组，参与外科病区新冠感染患者的查房、病情观察，实现了《总体方案》关于"全面实行发热等患者基层首诊负责制，依托医联体做好新型冠状病毒感染分级诊疗，加强老年人等特殊群体健康监测，对于出现新冠病毒感染相关症状的高龄合并基础疾病等特殊人群，基层医疗卫生机构密切监测其健康状况，指导协助有重症风险的感染者转诊或直接到相应医院接受诊治""普通型病例、高龄合并严重基础疾病但病情稳定的无症状感染者和轻型病例，在亚定点医院治疗；以肺炎为主要表现的重型、危重型以及需要血液透析的病例，在定点医院集中治疗"的要求。

1.3 三救治在医疗中心，避免次生灾害

以深圳市第三人民医院为例，该院是国家感染性疾病临床医学研究中心，具备平战结合的工作能力。2022 年 12 月中旬，深圳市第三人民医院开始迎战新冠感染高峰，接诊各地重症病患。一是为全院医生护士提供针对重症病人救治的培训，筑起尽快接种疫苗和不要耽误就医时间的两堵墙。对原科室进行建制调整，配备呼吸科及其专科医生、呼吸机，开放全部病床（1000 张），还要在新的治疗方法、药物和疫苗研发方面有所作为。实现了《总体方案》关于"以基础疾病为主的重型、危重型病例，以及基础疾病超出基层卫生医护机构、亚定点医院医疗救治能力的，在三级医院治疗"和"确保重症高风险人员及时发现、及时救治。统筹应急状态医疗机构动员响应、区域联

动和人员调集，进一步完善医疗救治资源区域协同机制。动态监测定点医院、二级以上医院、亚定点医院、基层医疗卫生机构的医疗资源使用情况，以地市为单位，当定点医院、亚定点医院、综合医院可收治新型冠状病毒感染患者的救治床位使用率达到 80% 时，医疗机构发出预警信息。对于医疗力量出现较大缺口、医疗服务体系受到较大冲击的地市，省级卫生健康行政部门视情通过省内协同方式调集医疗力量增援，必要时向国家申请采取跨地区统筹方式调派医疗力量增援，确保医疗服务平稳有序"的要求。

2. 全专融合提供医康养护一体化服务

"扁平到家"即指基本保健服务的可及性，即构建 15 分钟服务圈。通过完善居民签约服务和健康档案管理体系，强化家庭医生首诊和全程个案管理。全专融合是核心策略。医护机构去行政化，政府部门履行预算、监督职责，管办分离，不干预医院管理，促进专家指导下的专科和全科协作与学科建设，打破"机构为大、体系缺失""重复就医、浪费资源"的格局。

2.1　推动市级医院高质量发展

以深圳市为例，制定面向粤港澳大湾区和东南亚国家的发展战略，发展粤港澳大湾区和国家级医疗中心，发挥专科优势与本市和地区医疗集团打造法人型紧密医共体，开展学科建设打造非法人型松散医联体。打造国际化的医护服务平台，引进国外先进技术和管理经验，推广中国先进技术与经验，特别是中医药发展经验。

具体措施如下：（1）制定计划内手术占比。医联体（包括本市和异地）和医共体转诊手术占比每年提高 10%，加强基层医疗集团的分工协作、业务指导、双向转诊机制建设，提高区域诊治能力。（2）积极建设专医专科联盟（积极嵌入商业相互保险半紧密型治理机制），以治病救人为目标，构建医教研防管协作共同体，加强区域内重点学科建设。（3）提高医康养护新科技产品的临床转化能力，推动临床创新，解决"卡脖子"问题。控制门诊接治范围和数量，临床教学需要的除外。"十四五"期间，将门诊服务量控制在 30% 以内，到"十五五"结束时控制在 10% 以内。（4）允许市级医院非法人型医联体和法人型医共体双向发展。深圳市第二人民医院一方面利用学科强项制定地区医疗中心的发展规划，建设粤港澳大湾区医疗高地，另一方面建立区域紧密型医疗健康集团。

建立多元补偿机制。具体措施如下：（1）财政预算和补贴（含科研经费）与医疗中心绩效挂钩（如健康绩效评估结果、CMI 值等）。（2）重症病组药物实行医保集采、合理加成（+15%）和药房管理。（3）复杂病组实行申报、评审，建立合理超支分担机制，与区属医疗集团提供同类 DIP 的实行结余留用、超支自负。（4）规范医联体内远程医疗、收费项目上传，如疑难病的病例分析、影响分析报告等。（5）规范企业投入，主要指药品和医疗器械企业对临床开发项目的资金投入（如课题费）和实物投入（如免费药物等），没有资金回报要求。

2.2 引导二级医院开展医疗康复和临终安宁疗护服务

大力发展医疗康复与护理专业，提高服务能力，补齐全周期维护健康的短板，满足市民医疗康复需求，解决部分康复患者在三级医院"压床"和得不到对症治疗的问题。具体措施如下：（1）对老年科、肿瘤科、ICU、内科、外科、麻醉疼痛科、营养科、康复科，安宁疗护病房或医院、老年护理院等相关医务人员提供相关培训，培养管理人才和临床服务人才；（2）鼓励三级医院开办康复治疗科室。例如，深圳市医保已经出台相关政策，手术患者转康复治疗不列入二次入院；鼓励公办、民营二级医院和中医医院向医疗康复医院转型，提供更加专业的康复医疗服务，完善病案管理机制，积累循证数据，建立急性中期与急性后期患者的治疗康复服务分类及其临床标准。

提倡生前遗嘱和大力发展临终安宁疗护服务。临终安宁疗护是狭义医疗和广义医疗在生命末端的归并，旨在转变人们的临终观念和提高生命质量。具体措施如下：（1）要求市级中心医院和区级紧密医共体龙头医院加设5~10张临终安宁疗护病床，不纳入绩效考核，用以全周期临床教学、科研和人才培养。（2）鼓励二级医院和康复医院开设临终安宁疗护病区，缓解患者的疼痛、睡眠、便秘、腹胀等。辅之以具有心理慰藉功能的文化娱乐活动，开展家庭陪伴等服务。同时开展临终安宁疗护循证研究，完善病案管理和临床标准。（3）鼓励康复医院住院、门诊和院外服务按照1∶3∶6的结构发展，培养院外康复医师，提供嵌入社区驿站和家庭病床的服务（见专栏1-5）。（4）完善医保复合型付费制度，开发临终安宁疗护服务清单和支付政策：长期照护制度支付临终安宁疗护床日费用（一般为60天之内），急性中期康复打包付费、急性后期床日付费，院外服务项目付费。（5）鼓励和引导社会义工参与临终安宁疗护的心理慰藉服务。

专栏1-5　美国院外老年人综合护理项目

老年人综合护理项目（Program of All-Inclusive Care for Elderly PACE）是一个在医院外部提供、全能、无缝嵌入式照护服务系统。覆盖年龄在55岁及以上的、满足护理临床标准的全部居民，PACE进入社区（5%进入家庭）提供健康咨询和一系列必要的维护健康的协同性服务。由一名专职人员及其助手组成跨学科团队评估参与者的需求并制订护理计划。直接或通过合约实施或安排居民所需要的服务（包括急症护理，必要时还有护理设备的操作），PACE模式使地区医疗年支出下降了25%。

美国的32个州共有116个PACE项目。护理服务提供者包括专业的家庭护理机构和注册个体护理从业者。护理服务机构须经美国医疗保险认定，满足护理服务和病案管理的最低要求。护理费用来源有三种：需求者及其家属、医疗保险基金和商业保险公司。美国的 Medicare 专为老年人（2019 年特朗普政府通过签署一系列行政令停止了这项支付）、鳏寡和残疾人提供保险，分为养老金、老年保险和残疾人保障三个部分，是政府最大的社会保险支出项目。Medicare 适用于低收入、无人照护、生活不能自理的老年人，也是低收入家庭护理服务费用的主要支付者。《美国老年人法案》包括医疗保障及其他为老年人设立的服务项目，也可为老年人提供家庭护理费用。

2.3 发展社区医院

社区医院是城镇化、人口老龄化和互联网时代的社区基础设施与社区文化的重要组成部分，对于"一小一老"就医至关重要。社区医院是家庭医生首诊工作的平台，是很多城市医护体系的短板。按照国家卫健委的相关政策，可以在社区卫生服务中心的基础上增加专科服务，建设社区医院，即一个机构两个牌子，实现医防融合、全专融合式发展，为社区居民提供公共卫生、常见病诊治、健康管理，并可将医护服务嵌入社区驿站和家庭病床，实现医养结合。

具体措施如下：（1）鼓励家庭医生团队、吸引港澳和境外医生开设诊所和联合诊所，提供全专融合服务；根据签约服务的居民数量设置 50~100 张床位，包括普通专科、老年科、儿科病房和中医病房等，即一级医院；（2）打通社区医院与二级医院和龙头医院的就诊通道，提高社区医院的首诊能力，如诊断能力、用药范围、慢性病和常见病的管理能力、中医和西医日间手术能力；提高居民就诊可及性，实现连续、整合式医护服务；（3）鼓励社区医院开办临床疗护病房、托管或者长期照护机构，将慢性病、常见病和急性后期康复患者管理嵌入社区驿站和家庭病床。

2.4 建立长期照护服务体系

失能失智者照护是刚需，属于广义医疗范畴。伴随人口老龄化的发展，其需求逐渐增加，特别是阿尔茨海默病患者数量巨大。每个区县都需要在 2024~2032 年完善失智老人"四位一体"照护体系，积极应对未来深度老龄化社会和阿尔茨海默病进入高峰期的挑战。具体措施如下：（1）每 30 万人设置一个护理机构，分别提供失能照护和失智照护两类服务，满足居民刚性需求的 30%。（2）鼓励发展家庭式小型护理院（参照德国经验，即 1~10 张床位），解决无子女和少子女照护的问题，支持设立家庭病床，借助智能监测工具建立家庭病案管理，医疗机构将专业护理服务送进社区驿站和家庭病床，满足居民刚性需求的 70%。

家庭照护人员就业化。20 世纪 90 年代以后，伴随家庭照护供需的快速发展，家庭照护人员在劳动力市场的占比不断提高，其社会价值得到承认。德国、日本等国家出现家庭照护人员就业的制度安排，包括职业培训、资质管理、监督机制、工资待遇与社会保险等。我国应采取的具体措施包括：（1）人社部门建立家庭照护职业系列和职业培训计划；（2）卫健老龄健康管理部门设立资质认定、社区驿站、家庭病床与病案管理制度和监督机制；（3）医保部门探索长期护理保险定点服务机构、社区驿站和家庭病床的管理办法，针对护理机构和家庭病床建立付费制度。推动家庭照护人员职业化和就业化，提高家庭照护者的社会地位和社会认同。联合地方财政和商业长期护理保险建立长期护理支持计划和多层次支付机制，提高长期照护的支付水平。

2.5　发展临终安宁疗护病房

临终患者和老年人安宁疗护是刚需。全周期维护健康包括临终安宁疗护，以提高临终者的生命质量。具体措施包括：（1）人社部门建立安宁疗护职业系列和职业培训计划；（2）卫健老龄健康管理部门设立资质认定、安宁疗护病房和家庭病床与病案管理制度和监督机制；（3）医保部门探索安宁疗护服务机构、社区驿站和家庭病床的管理办法，建立安宁疗护付费制度。

3. 中医西医并重发展优势

3.1 中医特点与优势

中医诞生于原始社会，春秋战国时期中医理论已基本形成。中医是在古代朴素的唯物论和自发的辩证法思想指导下，通过长期医疗实践逐步形成的医学理论体系。两千多年前的《黄帝内经》奠定了中医学的基础。中医学以辨证论治为原则，通过中药、针灸、推拿、按摩、拔罐、食疗等多种治疗手段，使人体达到阴阳调和而康复。中医主要特点如下：（1）整体观。是指人体的统一性和完整性，中医学将治疗和康复融为一体，较好地解决了"病治好、人未愈"的难题。（2）辨证论治。所谓"辨证"，就是将四诊（望、闻、问、切）所收集的资料、症状和体征，通过分析疾病的原因、性质、部位以及邪正之间的关系，从而概括、判断为某种证候的过程。所谓"论治"又叫施治，是根据辨证分析结果来确定相应的治疗原则和治疗方法。（3）中医治疗以内调为主，属于无创医疗。2018 年，WHO 首次将中医纳入其具有全球影响力的医学纲要。

3.2 西医特点与优势

西医起源于近代西方国家。以还原论观点来研究人体的生理现象与病理现象，发展了解剖生理学、组织胚胎学、生物化学与分子生物学等基础学科。随着系统生物学与系统生物技术的发展，西医治疗手段、临床管理和医疗循证等快速发展，不仅学科细化，还发展出卫生学、护理学、社会医学等学科。21 世纪，西方国家的医学体系走向了后基因组时代的系统医学与个性化保健。西医主要特点如下：（1）与现代科技融合发展，治疗手段不断进步。以钇 90 为例，通过核医落地攻克了晚期肝胆癌症，降低了肝胆癌症的死亡率。（2）临床管理不断进步，医疗循证长足发展，易于证明医养疗效、进行人才培养与获得社会认可。

3.3 走中医西医并重发展之路

中医和西医有各自的文化内涵、临床逻辑和发展路径，应当坚持中医和西医并重发展，相互借鉴、共同提高。

中西医结合属于临床实践。1835 年，广州就有了传教士建立的第一所眼科医院。1838 年，"中国医学传教协会"在广州成立。中西医结合是将中医中药与西医西药的知识和方法结合起来，在提高临床疗效的基础上，阐明机理进而获得新的医学认识。中西医结合推动中医药和西医药相互补充、协调发展，共同守护人民健康。在实践中，中医较多使用西医化验和影像工具来提高诊断能力，西医较多使用中医治疗方法和药物来提高治疗效果。优势病种应当属于学术研究范畴，有些疾病的中医治疗方案具有优势，有些疾病的西医治疗方案则更具优势。

伴随西医临床管理和循证药学的发展，其使用范围愈加广泛，甚至在中医医院也是以西医治疗为主。中医学和中医临床发展遇到如下问题：（1）缺乏独立规范的中医病种管理制度和信息系统；（2）中医病案规范性不足，缺乏中医药循证方法论研究。现有为数不多的中医药循证研究成果，多为将中医药作为辅助治疗，引用西医方法论进行中医药循证研究，不足以支持中医药发展；（3）缺乏中医处方支持，证据不足，患者认可度相对不高；（4）中医药临床管理和证据学发展不足，假冒伪劣情况较多，降低了社会对中医药的信任度；（5）医保付费以中医药为主，因中医病种管理不完善，缺乏中医治疗的临床数据，不得不参考西医病种的数据进行定价和疗效评估。综上所述，推动中医西医并重发展，要找到中医学和中医药自身发展的科学方法和正确路径。促进中医基本理论、中医证候与诊疗体系客观化、规范化、标准化，为中医西医并重发展奠定基础。

广西壮族自治区柳州市医疗保障局先行一步，在进行 DRG 改革的同时，探索了中医病种管理与支付的制度安排。柳州市中医病种支付改革经历了两个阶段，2017 年基于西医病种数据进行定价（＝80%），依靠中西医专家谈判选择病种。2018 年 6 月，对"腰椎间盘突出"等 10 个中医病种颁布了临床判断标准、基本点数标准为西医 DRG 的 80%（部分外治病种实际成本是西医 DRG 的 30%），根据医疗机构级别附加了系数（此后取消了机构系数）。此项改革大大调动了中医院、中医科室和中医师实施中医治疗的积极性。根据《自治区医保局关于开展医保 DRG 付费综合改革下适合中医药特点付费试点的通知》的要求，柳州市医疗保障事业管理中心发布了《关于实施中医（民族医）优势病种点数法付费管理的通知》《关于调整部分按疗效价值付费病种相关标准的通知》，并与杭州聪宝医疗信息公司联合开发了筛选中医病种的引擎系统，逐渐将以中医药治疗为主的中医病种从中西医结合治疗中抽离出来，依据前期中医药数据进行定价，独立进行评估，有效促进了中医医院的病案管理，为研究中医药循证方法奠定了基础。2023 年 6 月 30 日，广西壮族自治区医保局和中医药管理局联合印发《关于开展部分中医病种付费工作的通知》，在全区开展中医病种管理和付费改革。

4. 医养结合打造颐养幸福城市

"扁平到家"也指基本保健服务嵌入社区驿站和家庭病床，实现老年人基本保健服务的可及性，即医养结合。医养结合的意义是满足低龄老人以养代医（以门诊服务为主）、高龄老人以医代养（以长期护理为主）的居家养老需求，发展新型社区文化和家庭关系，夯实民生幸福标杆城市的社会基础。医养结合重在体系建设，通过医疗机构和养老机构合作，将医护服务嵌入老年人居住地。要避免过度强调机构责任，公立机构可以试行兼顾医疗和养老两个功能，民营机构不宜兼顾两个功能。卫健老龄健康管理部门负责社区驿站健康服务和家庭病床病案管理，民政部门负责养老服务体系建设。

4.1　医康养护服务进社区满足以养代医需求

现代社区包括城区的街道、大社区（含大学城、厂区）和小社区，是城市的单元和家庭的院落。社区需要党建中心、居民委员会、物业服务，还需要嵌入居民生活的各类设施，如超市、健身器材、街心花园、停车场、餐厅与小饭桌等，解决家庭供养能力不足的缺口问题，最重要的是医护机构进入社区，成为社区发展的基础设施，支持家庭医生连续签约服务、做好首诊和个案管理，实现"一小一老"基本保健服务的可及性，支持青年人成家立业，稳定代际家庭关系，支持夫妻家庭居家养老。

以居民社区适老化发展为主，鼓励高档商业养老社区落地，引领养老服务产业和适老化科技高质量发展。一是居民社区适老化发展，如加设电梯、老年人出入和急救通道、家庭医生诊所和社区医院等。二是高档商业养老社区与连续服务的 CCRC 体系。老年人租住公寓内设有红色按铃和急救呼叫系统，其背后有一个从自理、半自理到失能失智照护的、完整的医康养护服务体系，并做到在 3 分钟之内响应。高档医疗社区内设康复和护理机构，外部与地区综合医院签订急救服务协议。

4.2　医康养护服务进家庭满足居家养老需求

从家庭亲情关系、老年人感受和支付能力出发，居家养老需要建立家庭病床管理制度，与入户康复护理服务结合，有急救系统支持。家庭照护职业化和家庭成员照护就业化，可以降低失能失智人员送护理机构的概率。家庭病床管理是现代医护体系、服务业和就业结构的新特征，需求不断上升，在先行人口老龄化的国家占劳动力市场的 15%～20%。家庭病床的缺失导致老年人入住失能失智护理机构的概率增加，与大部分家庭的支付能力不符。在人均 GDP 为 4 万～5 万美元的 OECD 国家，机构照护占比不超过 30%。建议各地总结前期家庭病床政策和实施效果，在标杆地区率先制定家庭病床管理制度，包括服务清单、病案管理和信息系统、照护人员（包括派送专业医护人员和培养家庭成员）管理机制、定价机制、支付机制、评价机制等。

三 新挑战：政府改革与服务模式

（一）体制改革：医院去行政化

体制是对人、财、物和信息进行全要素资源配置和组织建设，辅之以执行措施和绩效考核，确保实现组织目标的制度安排。在互联网时代，"人人享有基本保健"的管理体制坚持公益性、体系化与整合式原则，基于可及性、安全性和可支付的价值链，规范政府职责，实现管办分离和公立医院去行政化。

1. 规范政府职责

1.1 深刻理解健康

各级政府要树立正确发展观，正确理解何为健康和如何实现健康。继农业经济解决温饱问题、工业经济解决发展问题之后，新时代要实现身心、伦理与社会和谐。国民人均 GDP、平均预期寿命和卫生总支出具有相关性，国民劳动生产率至关重要。基本保健服务体系是国家人力资本投入，是实现社会公平、提高国民劳动生产率和国家竞争力的基础。实现健康中国的发展目标，要制定居民健康指数及工作机制和绩效考核制度，并与各级政府和卫生医护机构绩效奖励挂钩，杜绝基本保健市场化和通过办医疗拉动"白色GDP"。

1.2 制定发展规划

提高立法效率和专业性，做到有法必依，可以协同医保、医疗和医药等部门，促进三医联动。依法制定城市和地区医康养护服务一体化发展规划，提高规划科学性。基于基本保健可及性原则，城市和地区卫生事业发展规划要按照人口特征、社区规模、经济发展、支付能力进行区域规划和地区间调节。以失智（含阿尔茨海默病）老人照护为例，需要构建家庭、社区、机构、地区和龙头医院"五位一体"的照护体系（见专栏1-6），做好早期干预可以使14%～44%的患者回归正常生活。① 目前中国还停留在护理机构和家庭非专业照护的水平上。

专栏1-6 失智老人"五位一体"照护体系

2033年，我国失智老人可能从目前的900万人发展到4000万人。在未来10年内，需要总结前期行动计划的经验和大数据，构建失智老人的"预防—早诊—治疗—康复—照护"五维，含家庭、社区、护理机构、社区医院和中心医院五层，一体化照护体系（见图1-10），以减少发病率、患病率和提升生活自理率。

德国、日本和美国等发达国家的数据显示，在人均GDP达到2万～4万美元时，由于家庭观念和经济负担等，失智老人的长期照护以家庭床位管理为主，占比为70%以上，护理机构仅占不足30%。因此，我国要构建家庭就业政策和职业系统，解决家庭照护难题。城区按照每30万人口设置一家失智老人照护机构，同时提供进入社区驿站和家庭的院外康复服务。由卫健老龄健康管理部门构建统一的管理机制和家庭病案管理系统。

财政预算拨款和基本医疗保障支付应当符合规划的发展目标和布局，提高规划的权威性。建立事前、事中和事后的执行机制：（1）事

---

① 郑晓瑛：《主持词：提供全方位全生命周期健康服务，实施健康中国战略》，《人口与发展》2018年第1期。

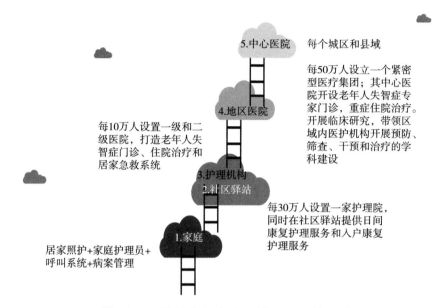

图 1-10　区域失智老人五维五层照护系统

前明确市、区两级政府、相关部门和相关岗位的职责，不得超越规划进行财政预算和配置资源；（2）事中建立监督和绩效考核机制，做到及时纠错和补救，确保行动计划不断接近政策目标；（3）事后有问责机制和奖惩机制。公共政策的执行机制包括政策目标、执行指标、考核指标和奖励机制。有条件的城市，应当以居民健康为中心，对各区医康养护规划执行、财政预算、医保付费的居民健康绩效进行评估。评估坚持以客观指标为主，抓取临床数据（一般不用人工填报数据），实现评估的客观、可信和价值导向正确。根据评估结果评价各区政府维护居民健康的工作绩效，并建立奖惩机制，改变各级政府盲目举办大型医院的现状。

1.3　政府实现管办分离

一是明确和规范各级政府预算、资源配置、监督、管理、公共服务的职责。卫生总支出应当达到地方 GDP 的一定比例（5% ～

7%），制定合理的增长率。经济欠发达地区通过省级和中央转移支付实现卫生资源相对平衡。建立健全医疗服务、药品与卫生材料、器械的定价机制，包括动态目录调整、保健与谈判、集采与使用等措施。统一居民健康档案和电子病历信息管理系统共享平台，解决病案碎片化、医院信息接口过多的问题，完善公立医院智能监控的知识库和嵌入系统，方便居民、医院、企业使用健康信息，维护居民信息安全。

二是公立医院不是政府的隶属机构，地方不再直接干预医疗机构的组织建设、服务流程和人事管理。公共卫生服务委托医共体的，需要订立具体协议。支持医疗联合体特别是紧密型县域医共体的独立法人建设，优化资源配置。以市民居住地为界，按照临床服务要求建立全科、专科、专家的协作机制，推动医院去行政化，整合就医流程，告别重复就医。

2. 规范发展医疗联合体

医疗联合体是互联网时代优化医疗资源配置和构建基本保健服务体系的体制改革措施。以英国为例，根据 2012 年《国民健康与社会照护法》的规定，家庭医生签约达到 1 万人即为人头加权预算与总额付费管理单位，这种机制激励家庭医生建立全专融合的联合诊所，提高签约率和基本保健的诊治能力，充分利用政府拨付的预算资金。基于利益相关人、组织理论和法人制度的基本原理，医疗联合体分法人型紧密医共体和非法人型松散医联体。

2.1 法人型紧密医共体

法人型紧密医共体即指具有人、财、物产权，统一管理与运营的医疗共同体、责任和利益共同体，"共"在区域居民的健康促进。主要特征如下：（1）组织目标是强基层与维护健康。将区域内的居民健康作为组织发展目标，地域和人员的边界清晰，可以先从签约服务和医保选点服务的居民做起，有利于明确属地政府及其主管部门、医护机构及其个人的相关责任，配置相应的资源，建立健康指数和健康管理绩效考核制度。为确保在规定的时间内实现组织目标，区域内龙头医院和医务人员会将服务端口前移和下沉，做好疾病预防与合理治疗的工作。因此，在家庭医生和社区医院发展相对成熟的地方，没有必要自上而下地建设法人型紧密医共体，如英国。以广州市黄埔区红山街为例，社区医防融合的疾控体系、全专融合的家庭医生签约服务、医养结合型服务进入社区驿站和家庭病床相对成熟，不需要一个龙头医院，而需要选择若干松散的学科建设和重症转诊的医院。（2）组织体制紧密且责权匹配。按照法人制度的要求，法人型紧密医共体拥有人、财、物和信息的产权和使用权，实行全面统筹管理，并承担相关责任，做到责权利一致，属于紧密型组织。（3）组织机制确保利益相关人共赢。在居民、医护机构、医保基金和地方政府之间形成利益共同体，并实现闭环管理。在风险共担、剩余共享机制下，优化卫生医护资源是全体成员的共同意志。以深圳市罗湖医院集团为例，2017年深圳市医疗保障局对其实行人头加权预算和总额付费试点后，该集团立即给签约和选点服务的老年居民家中安装扶手和防滑垫等，以保障老年居民生活安全和减少不必要的支出。

综上所述，以上三个特征均为必要条件，由此形成法人型紧密医共体，要件缺失的假紧密医共体不具备法人资格和利益相关人运行机制，因此不能确保实现组织目标。美国凯撒医疗模式因符合上述三个特征而取得成功。中国基本医疗保障实行地市统筹，具有按照地区实施闭环管理的体制优势，接下来的工作重点是如何发挥医保付费机制的作用，确保实现组织目标。

2.2 非法人型松散医联体

非法人型松散医联体即指不具有人、财、物产权，相对统一管理的医疗联合体，"联"在医疗机构之间的学科建设。主要特征如下：（1）组织目标是学科建设。在较大区域内（可以跨越行政辖区），通过学科建设联盟（含专医、专病、专科联盟），支持紧密医共体学科发展、人才培养、临床创新和疑难重症诊疗，间接维护区域居民健康。（2）组织松散且不具备法人特征。合作各方通过协议实现资源共享、利益共赢，规范各方的责权利，包括无偿服务和有偿服务。以华西妇儿联盟和众惠相互保险为例，四川大学华西第二医院、社区医院、家庭医生、相互保险客户、信息公司和相互保险公司六方共建治理机制，明确各方职责，合理使用相互保险公司的治理基金（保费收入的8%），支付各方费用和建立绩效奖励办法。在华西二院专家的培训、考核、授权与监督下，社区医院和家庭医生具备了儿科诊治能力，转诊率不足2%，大大提高了成都市高新区儿科服务的可及性、安全性和可支付性。[①]（3）非直接利益相关人。非法人型医联体为居民提供基本保健服务的大目标是一致的，但合作各方均为独立核算单位，牵涉各方利益。在各方利益共赢的条件下，非法人型松散医联体才能持久运行。以依未科技为例（见本书第四章），通过提供眼底精细定量技术，辅助临床早期诊断，以低成本和高效率支持家庭医生、医院专科的发展，支持眼科联盟、慢性病管理联盟的发展，还具有嵌入法人型紧密医共体的优势。

2.3　多种半紧密医联体

在前述两类医疗联合体以外，还有如下各类半紧密的医联体：（1）政府资助项目。如纳入中央财政转移支付的肿瘤筛查项目，从基层筛查、医院诊断到专家治疗，运用项目费用开展工作。（2）龙头医院资助项目。有些龙头医院在建立医联体的初期提供项目资助。

---

① 董家鸿主编《中国整合式卫生医护体系发展报告（2021~2022）》，社会科学文献出版社，2022，第208~212页。

（3）相互保险基金付费项目。以华西妇儿联盟和众惠相互保险为例，相互保险项目支付是持续的，具有支持松散专科联盟进入半紧密医联体的状态。（4）资源共享型医联体。在一个区域内，二级医院、康复医院、中医医院，还有影像、检验、消毒、医疗信息等资源型机构可以加入法人型紧密医共体，也可以加入联盟，实现资源共享，各自独立核算。

综上所述，城市可以为每50万~100万人设立一个法人型紧密医共体（医疗集团、健康共同体等），同时规范发展四种类型医联体（见图1-11）。（1）法人型医疗集团。总院院办院管社区医院，社区医院是总院社区服务部下设机构。（2）大型医疗集团。相关医疗机构（如中医医院、专科医院、康复医院等）及其医疗资源（检验、影像、消毒等）加入法人型紧密医共体。（3）外部合作医疗集团。

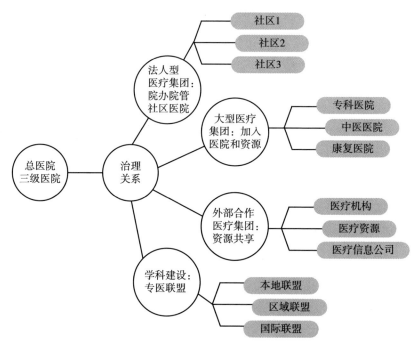

图 1-11 四类医疗联合体及治理关系结构示意

相关医疗机构和医疗资源与法人型医疗集团订立资源共享和共同治理协议。（4）学科建设非法人型专医联盟。

（二）机制创新：医康养护服务一体化

机制是指在既定的资源配置和管理体制下，关于如何开展工作的制度安排。好比机器原理，要严格地按照产品设计图纸进行生产，合格的产品才能使消费者获得使用价值。医康养护服务一体化的机制创新涉及服务型政府建设和社会治理，可以从以下六个方面进行。

1. 建立一体化决策机制

2013 年，党的十八届三中全会提出"推进国家治理体系和治理能力现代化"，建设服务型政府。但是，医康养护涉及很多政府部门的职责。2015 年，深化医药卫生体制改革工作电视电话会议将医保、医疗、医药联动改革提上日程。此前，2003 年，安徽建立新农合制度，2008 年实现全省覆盖，形成"省级定决策、市级抓落实、县级管执行全省六统一"运行机制。2009 年，我国新医改方案提出建设医改的"四梁"，涉及卫生、医疗、医药和医保。2011 年，福建省三明市面对职工基本医疗保障基金出现的亏损趋势，从医药谈判入手，进行医药、医保与医疗联动的医疗体制改革。截至 2020 年，我国基本医疗保险覆盖 13.6 亿人，医保支付成为公立医院服务的主要补偿来源。党的二十大报告提出"医保、医疗、医药协同发展"，将医保放在了第一位。

1.1　一把手负责制

2023 年 3 月，中共中央办公厅、国务院办公厅印发《关于进一步完善医疗卫生服务体系的意见》，提出："坚持和加强党的全面领导，强化地方各级党委对医疗卫生服务体系改革发展的领导责任。"建立一把手责任制，将医康养护服务一体化的规划、落实、绩效考核纳入党委主要工作，把握好大方向。要将健康与民生、产业和提高劳动生产率结合起来，防止走上"白色GDP"的错误道路。要坚持基本保健的公益性，既要利用市场机制提高公共资源的使用效率，又不会过度市场化。

1.2 联合决策机制

进行重大决策如制定和修订医疗卫生发展规划、制定财政预算和补偿方案、制定医保支付政策等，必须经过市长会议，出台整体方案和考核制度，相关部门根据决策出台执行方案，并保持3~5年稳定性，且不能因为领导者的更换而停止相关政策的执行，更不能没有理由地另搞一套。

目前在各个部门的政策和法规中均有医康养护的相关规定，大目标是一致的，尚存在阻碍性规定。例如，患者病案信息不共享；药品检查项目按医护机构级别定价；社区卫生服务中心不开设专科服务，医院备药率低；患者在三级医疗机构之间重复就医（误以为这是分级诊疗）；安宁疗护病床符合全周期医学教育和临床研究需要，不符合平均住院日和绩效考核要求，一些中心医院不得不取消这类病床；等等。

1.3 信息共享机制

高起点推进标准化和信息化建设。以居民为中心，以医护机构为单位，建立全国统一、高效、兼容、便捷、安全的医保、医疗和医药信息系统、监控系统和绩效考核制度，实现全国医保、医疗和医药信息互联互通和有序共享。规范数据管理和应用权限，依法保护参保人员基本信息和数据安全。加强大数据开发，突出应用导向，强化服务支撑功能，推进基本保健和医疗保障公共服务均等可及。一要整合个人健康档案和电子病案的相关信息，为生产健康大数据奠定基础；二要整合医护机构的信息接口，降低医护机构运营成本，提高公立医院管理绩效；三要为政府相关部门进行决策提供依据；四要为医药产业发展和学术研究提供数据支撑。

2. 整合居民健康档案

2.1　什么是居民健康档案？

居民终生电子健康档案（以下简称"健康档案"）即居民健康检查、疾病筛查和病案记录、管理和使用的制度安排。主要特征如下：（1）终生连续记录。可用于对健康和疾病的科学评价，是医疗健康大数据的基础。反之，停留在某家医院、某个时间及体检和病案分离的健康档案价值有限。（2）内容完整。健康档案内容包括健康检查、疾病筛查、病案等内容。（3）授权管理。主要由本人和医生特别是家庭医生实施管理，家庭医生应当被授权调阅签约服务患者在各个医疗机构的健康档案。健康档案是实现家庭医生首诊负责制的必要条件。

2.2　居民健康信息共享机制

居民健康数据在不同时期、不同地区发生在不同部门主管的档案之中，包括医保账户、公共卫生健康档案、医护机构就诊病案、商业健康保险理赔合同等。这几类数据在技术上缺乏统一标准、接口和信息保护措施，难以生产健康大数据。在不同地区和部门之间不能共享，在法律上缺乏隐私保护措施，由此形成实现医康养护服务一体化的机制性障碍。以家庭医生签约服务为例，现有法律文件中均没有提及建立记录、考核、补偿与奖励家庭医生工作的机制，至今卫健部门只能统计每年家庭医生签约人数，缺乏连续全面的记录。家庭医生与某个居民的续约和代际同签记录（一个家庭中不同代际人员同签一名家庭医生）是提高慢性病管理效果、患者依从性和绩效奖励标准的重要指标。一旦建立了覆盖家庭医生续签记录、健康档案、就诊病案的信息系统，即可以在此基础上制定医保补偿和绩效奖励政策，而不是拨付人头签约费用。

目前，我国居民健康档案与电子病历分离，电子病历处于"信息孤岛"，仅在部分医疗集团内部实现了信息共享。应当在政府和相关部门之间建立"先征集—后共享"的工作机制（见图1-12）。"先征集"即指政府部门提出归集居民健康信息项目，由相关部门完成采集和报送，有条件的可以由市政府直接获取。"后共享"即指相关部门根据各自的健康服务职责提出数据需求，在从本部门信息系统获取居民健康信息的基础上，向居民健康信息系统提出获取其他部门相关信息的需求，经过审查符合相关要求的，可以开放信息系统由其获取相关信息，由此实现信息共享和医康养护服务一体化。

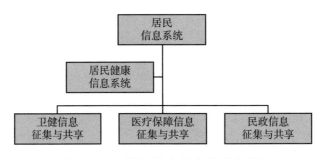

图1-12　居民健康信息共享机制

3. 完善家庭医生首诊负责制

家庭医生首诊是签约居民与签约医生团队履行医护服务协议的开始，包括第一次问诊及此后家庭医生对患者诊断、治疗、康复进行个案管理的全过程。以患者需要为中心，首诊医生等于患者的个案管理师，需要与公卫医师、药剂师、专科医生，乃至三、四级手术专家紧密合作，提供持续、优质的个案管理与服务，避免重复就医。

具体措施如下：（1）信息共享。加强健康档案和信息共享平台建设，授予家庭医生查阅各类健康档案内容的权利；（2）全专融合。通过紧密型医疗集团建立家庭医生与全科医生、专家的学科建设和连续服务合作机制；（3）加强管理。建立健全家庭医生医学教育、人才培养、职业培训、职称评定、签约服务定价、绩效评估和补偿机制，增加家庭医生人才供给。

4.完善医保医药协同发展及战略购买机制

医疗非交易，药品非普通商品。对医护人员实行补偿机制，包括绩效管理和薪酬制度。对医药、设备和材料实行购买机制，包括动态目录管理、定价谈判、集采、结算和配送等。

2020年2月25日，中共中央、国务院发布《关于深化医疗保障制度改革的意见》，提出到2025年基本完成医保支付等重要机制的改革任务。在住院治疗实行按病种分值付费之后，门诊和慢性病管理是个挑战，亟待实行紧密型医疗集团总额付费机制。具体措施如下：（1）统一居民健康档案管理平台，完善共享机制，建立家庭医生续约绩效评估与补偿机制，探索居民、参保人和参保患者的健康绩效评估模型，率先实施和建立健康绩效评估机制；（2）促进市级医疗中心的发展，建设重症药房、重症病组分析报告和医保合理超支分担机制；（3）探索城区紧密医共体人头加权预算、总额付费、复合型结算、结余留用与健康绩效评估机制。总额付费包括异地医疗、住院病组DIP、门诊APG、日间手术化疗、医疗康复护理、家庭床位等。（4）建立长期护理保险计划，支持康复和长护机构发展院外服务，进入社区驿站和家庭病床；利用人工智能监测手段建立家庭病床的病案管理系统；拓展长期护理保险支付家庭病床服务费用，率先规范家庭照护的就业政策和补偿机制。（5）坚持中医西医并重，创新发展独立于西医和DRG的中医病种管理和医保付费机制，总结中医药打包收费试点经验，充分发挥中医药在医康养护中的作用。[1]（6）积极

---

[1]　中医优势病种属于发展策略，并非发展路径，在中医病种与西医DRG比较过程中增加了大量的交叉信息和重复数据。中医和西医有不同的文化，建议深圳市研发独立的中医病种管理信息系统、中医药目录，规范中医病案首页，率先基于中医病种数据制定中医病种支付政策，避免患者对中医和西医进行盲目比较。

探索医疗服务定价机制，特别是打包收费的定价机制和具体操作的可行性。

实现医疗保障基金在医疗中心、三级医院、二级医院、社区医院的合理分布，即10%、20%、20%、50%。支持市区非紧密医联体学科建设、支持区域紧密医共体的发展，重点探索农村地区整合式卫生医护体系建设问题。

5. 探索通过第三次分配增加医务人员收入

第三次分配的主流项目即社会自愿捐资的"圈基金"（voluntarily fund circle）（见专栏1-7）。该项目的主要特征如下：（1）国民收入提高到一定程度，高收入人群占比增加，部分高收入人群追求社会价值，愿意将一定的收入捐资社会服务项目，包括基本保健，捐资者不获取利润和任何报酬；（2）国家制定个人所得税优惠政策，并给予个人捐资社会服务项目的资金免税待遇；[①]（3）国家制定个人税前捐资的社会服务项目清单，主要包括基本保健、环境保护、科学研究、养老服务、儿童健康等；（4）国家建立健全个人自愿捐资项目管理理事会制度，以及捐资人准入机制和退出机制。中国企业家曹德旺捐资、建设和经营一所大学，完成其培养中国工匠的愿望，属于这个范畴。此外，慈善捐助在任何时代都有，并非分配范畴，而且捐助者一般不参与项目管理。

龙城康复医院案例属于第三次分配，发生在人均收入快速增长和部分家族资产快速积累的深圳市。深圳市还有很多本地人拥有大量资产，可以捐资和经营社会服务项目。建议深圳市政府重视和组织进行龙城康复医院案例研究，建立健全相关法律法规和政策体系，解决政府举办公立医院的难题，为公益医院融资，大力发展第三

---

① 〔日〕俞炳匡：《医疗改革的经济学》，赵银华译，中信出版社，2008，第163页。

次分配，完善相关制度安排。深圳市龙城康复医院几乎是我国第一个自愿持续捐资和运营的社会服务项目。自愿捐资与我国人均收入和高收入人口增加到一定程度相关，并成为社会服务公益项目的主要资金来源，代表第三次分配的主流。这类项目需要得到社会和政府的认可、税收政策支持、法律法规约束。

专栏 1-7 家族捐资的深圳龙城康复医院

2003 年深圳市卫生局批准建立的深圳龙城康复医院，位于广东省深圳市龙岗区龙翔大道 5132 号、龙城街道晨光路 128 号，是一家以康复为主、内外妇儿科为辅的三级甲等康复医院，是深圳市医保定点医院。该医院具有如下特点：（1）是全国第一家家族持续捐资和运营的三甲康复医院，捐资者不求任何经济回报，直接参与和监督医院运营；（2）属于高收入国家的公益医院，与美国联邦政府举办的军人医院和复转军人医院不同。高收入国家的公益医院、学校资金的主要来源是自愿捐资者。（3）代表第三次分配的主流。在人均 GDP 达到 2 万美元以后，高收入人口占比增加，他们会自愿捐（不求回报）一笔钱投入社会服务，或者持续捐资和运营一个社会服务项目（自愿捐资"圈基金"），国家依法给予个人所得税的免税待遇，并制定捐资项目的法律法规。

6. 打造医康养护科技的临床转化基地

医康养护工业设计、工业生产与知识创新齐头并进，创意设计与产业同步发展，形成"前店后厂"之势。主要表现如下：（1）标准化、信息化和智能化的医疗管理软件，如院外临床路径管理系统支持区域紧密医共体的发展，病案管理智能化、临床决策智能化、医保智能监控系统等；（2）先进医用设备、材料和药物支持三级医院攻克难关，如深圳研制的首台国产体外膜肺氧合系统（ECMO），打破中国对进口设备的依赖；远程问诊、处方、监测和手术机器人等，支持临床创新、培育和吸引高端人才；（3）医用穿戴设备可以进入社区和家庭，开展院内院外医康养护服务，如各类功能俱全的人体检测仪，体积相当于火柴盒，单价80元；再如依卫科技支持疾病预防、慢性病管理和家庭医生工作的设备，安装需要10万元，维护需要4万元。

具体措施如下：（1）卫健、医保和民政等相关部门要积极构建三医联动的数据平台，推动真实世界数据的应用；（2）组织和开展医康养护新型设备和智能工具的大赛或论坛；（3）建立报价、谈判和带量采购机制；促进新医疗科技（如钇90核医落地）在海南、深圳等地的自贸区先行先试，与商业健康保险联合开发支付机制，促进医保谈判，惠及广大参保人。

（三）整合就医模式：去重复就医

高质量发展需要以人为本，适应互联网时代的生产和生活方式，构建正三角形医护体系，避免医院行政化、单体化发展，创新服务供给模式，告别重复就医。

1.什么是重复就医

重复就医即指重复建立病案、挂号、检验检测、诊疗和康复，每名医生和每个机构只关心患者的某个部分，患者在全科、专科和专家之间，在三个级别的医疗机构之间，在不同地区的医疗机构之间重复就诊。甚至在有些地区，社区公共卫生服务中心以开具转诊单为主要工作导致卫生医护资源重复配置、医疗保障基金重复支付，这种碎片式医疗成为发展整合式医疗的障碍。

2.重复就医的影响

重复代表低效率。重复就医的主要影响如下：（1）降低资源配置效率。在经济发达地区，可能出现大型医院林立，门诊争抢患者和做重复检查，居民急需的康复服务、慢性病管理及精神科、老年科、儿科等缺失。（2）增加了不当医疗和伤害的概率。在碎片式医疗服务模式下，每个机构的医务人员对患者的了解都是局部的，造成不当医疗和伤害概率增加。（3）加重了患者负担，包括直接经济负担、间接经济负担和精神负担，患者体验不好，影响医患关系。（4）抑制健康大数据的生产和医疗科技的发展。碎片式医疗和重复就医导致国民健康数据的碎片化和信息的不完整，在一定程度上阻碍了疫苗、药物研发和医疗科技的发展。

3.告别重复就医的主要措施

一是按照互联网时代的系统思维方式进行整合式卫生医护体系建设，摒弃过去医院行政化的陈旧理念，进行管理体制、运行机制和服务模式的改革与创新。

二是通过发展医疗联合体优化资源配置，开展全专融合的学科建设，整合患者和医疗服务的信息系统，支持家庭医生首诊负责制，大力发展社区医疗。

三是通过发展互联网医院缩短医患距离和打破医疗机构之间的隔墙，提高基本保健服务的可及性。通过发展智慧医疗解决信息不对称的问题，提高基本保健服务的质量，降低服务成本。

四是构建支持整合式医疗的财政预算和医保补偿机制，如按人头加权预算、总额付费管理、复合型结算和结余留用与健康绩效评估奖励。

综上所述，整合式医疗对医疗体制、医院运行机制和医疗行为的改革与创新提出了新的挑战，相较于取消药品加成、提高医务人员待遇的改革，这场改革可谓更加深刻、更大规模的"腾笼换鸟"，应将整合式医疗结余的资源用于改善医务人员待遇和患者就医环境。

第二章
政策法规篇

本章系统综述了中国整合式卫生医护体系政策法规，分析了县域紧密医共体建设的政策体系，介绍了《基本医疗卫生与健康促进法》和《2009～2011年深化医药卫生体制改革实施方案》（以下简称《新医改方案》）中推动中国整合式卫生医护体系发展的相关内容。

一 国家战略与决策

（一）2009年《新医改方案》推动整合式发展

1978～2005年，中国对如何增加供给和满足国民不断增长的基本保健需求进行了几轮艰苦的探索。2005年中国政府发动了深化医改的大讨论。

2006年10月，中共中央十六届六中全会通过的《中共中央关于构建社会主义和谐社会若干重大问题的决定》第一次明确提出"建设覆盖城乡居民的基本卫生保健制度"的目标。2009年1月，国务院常务会议通过了《关于深化医药卫生体制改革的意见》（以下简称《意见》）和《新医改方案》，提出"注重预防、治疗、康复三者的结合……探索整合公共卫生服务资源的有效形式"，首次以中共中央文件的形式阐述了整合式医疗思想（见图 2-1）。《意见》的总体目标是：建立覆盖城乡居民的基本医疗卫生制度，为群众提供安全、有效、方便、价廉的医疗卫生服务。到 2020 年，普遍建立比较完善的公共卫生服务体系和医疗服务体系，比较健全的医疗保障体系，比较规范的药品供应保障体系，比较科学的医疗卫生机构管理体制和运行机制，形成多元办医格局，人人享有基本医疗卫生服务，基本适应人民群众多层次的医疗卫生需求，人民群众健康水平进一步提高。《新医改方案》在发展方向、指导思想和制度安排等几个方面嵌入了医疗整合式发展的思想，并提出"三医联动"改革。

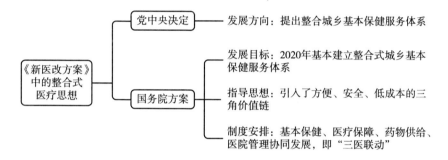

图 2-1　《新医改方案》中的整合式医疗思想

　　检索 2009～2023 年发布的重要文件可以发现，我国医药卫生体制改革经历了探索阶段和规范发展阶段（见图 2-2）。

1. 探索阶段（2009～2017年）

　　探索阶段主要是优先改革县级公立医院，促进县级公立医院与基层医疗卫生机构分工协作，以形成卫生医护服务"扁平到家"的分布格局；2015 年确定了实施健康中国战略，以分级诊疗制度为指导，规划了国家医学中心和国家区域医疗中心，并提出建立医疗联合体的工作要求，由此启动卫生资源配置的体制机制改革。

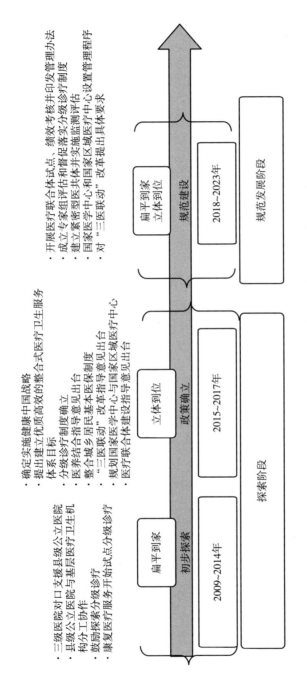

图 2-2　2009~2023 年我国医药卫生体制改革发展阶段

2009～2017 年的主要探索工作如下。（1）聚焦公立医院改革。为解决以药养医问题，2012 年 4 月国务院办公厅印发《深化医药卫生体制改革 2012 年主要工作安排》，指出 2012 年公立医院将取消药品加成，退出医师服务费制度。随之挂号费和检查费快速增加，改革出现"鼹鼠效应"。（2）突出县级公立医院改革。实行三级医院对口支援县级公立医院、县级公立医院与基层医疗卫生机构分工协作的政策办法，目的是形成卫生健康服务"扁平到家"的分布格局，提高基层基本保健服务能力。通过城市三级医院与县级公立医院合作、托管、选派院长、团队支援等方式，提高县级公立医院的管理和服务能力，并制定城市三级医院向县级公立医院轮换派驻医生制度。因缺乏体制创新和大学科建设，医院行政化问题并未解决，出现了大医院对基层的虹吸效应。（3）探索基层卫生医护服务能力建设。中央财政和地方财政加强了对基层公共卫生服务的人财物投资，社区卫生服务中心快速完成布局。北京、深圳等地取消了社区专科服务，在社区推行基药目录，导致家庭医生缺乏全专融合服务能力和社区备药率不足，签约不服务和服务能力不足问题比较普遍，居民签约积极性不高。（4）开展首诊制试点和促进分级诊疗。选出实力较强的县级公立医院与基层医疗卫生机构建立稳定的分工协作机制，开展首诊制试点，建立基层医疗卫生机构与上级医院双向转诊制度，逐步形成基层首诊、分级医疗、双向转诊的服务模式，出现了深圳罗湖紧密型医院集团典型案例。但是医院行政化问题导致"分级诊疗"陷入分级就诊与重复医疗的困境，如重复挂号、建立病案、做化验和影像检查，患者就医体验差；资源浪费，外资医疗设备收入高、中国医护人员收入低；患者病案个体化管理、信息孤岛，抑制健康大数据生产和国家大健康产业生产率，降低国际竞争力。（5）康复医疗开始试点。解决三级医院术后康复治疗问题，促进分类医护和分级诊疗。2011 年 9 月，开始开展建立完善康复医疗服务体系试点的工作。2012 年 3 月，国家出台了《"十二五"时期康复医疗工作指导意见》，随后出台了《关于确定康复医疗服务分级医疗双向转诊试点重点联系城市的通知》。2012 年，深圳市启动按照床日付费试点，促进了 13 家康复医院的发展。（6）探索药物保障机制。因缺乏法律支撑、治理机制、支付激励的整体运作和社会支持，出现药价虚高、流通加价、腐败丛生等问题。2012 年 2 月，三明正式启动药物保障机制改革并取得成功，打开药物治理与保障的新局面。（7）"三医联动"改革运行机制。2016 年 6 月，人社部印发《关于积极推动医疗、医保、医药联动改革的指导意见》，对推动"三医联动"改革，做好医改有关工作进行了部署，提出积极探索发挥医保在医改中的基础性作用，加快推进医保统筹，把支付方式改革放在医改的突出位置。

2. 规范建设阶段（2018~2023年）

2018 年我国组建了国家医疗保障局，将原来人社部、国家发改委、国家卫健委和民政部等部门的相关职能和机构并入国家医疗保障局。2020 年中共中央、国务院发布《关于深化医疗保障制度改革的意见》，提出"发挥医保基金战略性购买作用，推进医疗保障和医药服务高质量协同发展，促进健康中国战略实施，使人民群众有更多获得感、幸福感、安全感"的发展目标。医保基金战略性购买包括管用高效的定点医护机构服务补偿机制和药物谈判定价集采配送机制（见图 2-3），即"三医联动"改革的运行机制。通过病组分值付费和结余留用激励机制，促进定点医疗机构急诊提质增效、合理定位。通过紧密型医共体总额付费和健康绩效评估与奖励，激励基础医疗集团维护公民健康。坚持系统集成、协同高效，增强医保、医疗、医药联动改革的整体性、系统性、协同性，保障群众获得高质量、有效率、能负担的医疗服务。

强基层成为核心工作。新冠疫情期间，中共中央和国务院将强基层列入新时期的工作方针。2023 年 3 月，中共中央办公厅、

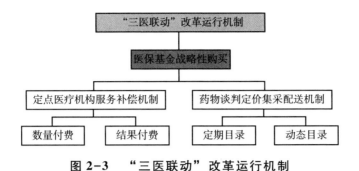

图 2-3　"三医联动"改革运行机制

国务院办公厅印发了《关于进一步完善医疗卫生服务体系的意见》，提出强化城乡基层医疗卫生服务网底的具体措施，包括健全家庭医生制度、推进城市医疗联合体建设、推进县域医共体建设、加强防治结合、促进医养结合、发挥中医药重要作用，支持有条件的中医医院牵头建设医疗联合体。金华市、南宁市、郑州市、深圳市、北京市等开始探索"紧密医共体人头加权预算和总额付费管理，医保健康绩效评估与奖励的按结果付费机制"，医保付费实现从按数量和治疗向按结果和健康的战略转移，引导医疗机构提质增效和维护健康。

到 2025 年，医疗保障制度将更加成熟定型，基本完成待遇保障、筹资运行、医保支付、基金监管等重要机制和医药服务供给、医保管理服务等关键领域的改革任务。到 2030 年，将全面建成以基本医疗保险为主体、医疗救助为托底，补充医疗保险、商业健康保险、慈善捐赠、医疗互助共同发展的医疗保障制度体系，待遇保障公平适度，基金运行稳健持续，管理服务优化便捷，医保治理现代化水平显著提升，实现更好保障病有所医的目标。

（二）《中华人民共和国社会保险法》颁布实施

2010 年 10 月 28 日，第十一届全国人民代表大会常务委员会第十七次会议通过《中华人民共和国社会保险法》，2018 年 12 月 29 日第十三届全国人民代表大会常务委员会第七次会议修正《中华人民共和国社会保险法》，第三章规范了基本医疗保险。第三十一条规定"社会保险经办机构根据管理服务的需要，可以与医疗机构、药品经营单位签订服务协议，规范医疗服务行为。医疗机构应当为参保人员提供合理、必要的医疗服务"，在医保经办机构和定点医疗机构之间构建了授权性协议关系。

2023 年 8 月 16 日，国务院公布《社会保险经办条例》，第三十三条规定"社会保险经办机构应当根据经办工作需要，与符合条件的机构协商签订服务协议，规范社会保险服务行为。人力资源社会保障行政部门、医疗保障行政部门应当加强对服务协议订立、履行等情况的监督"，在医保经办机构和定点医疗机构之间构建了命令性协议关系。第三十四条规定："医疗保障行政部门所属的社会保险经办机构应当改进基金支付和结算服务，加强服务协议管理，建立健全集体协商谈判机制。"综上所述，在党的领导和政府监管下，医保经办机构和定点医疗机构之间的社会契约关系逐步建立完善，"三医联动"改革进入规范发展阶段。

（三）2015年健康中国战略

2015 年 10 月 29 日，党的十八届五中全会提出了推进健康中国建设，将改善全民健康作为卫生系统的主要战略目标，指导"十三五"期间卫生改革的规划和实施。中共中央有关"十三五"规划的建议和《关于进一步规范社区卫生服务管理和提升服务质量的指导意见》中都包含了服务提供体系改革的核心内容。例如，政策强调要建立分级诊疗制度，包括基层卫生服务和社区卫生服务，推进人事制度改革，更好地发挥医疗保险作用以及鼓励社会力量参与办医。政策还提出"以人为本"的原则，如构建和谐医患关系，通过建立分级诊疗制度，使用多学科服务团队和服务联合体促进防治结合，让资源下沉到基层，改革公立医院治理模式，完善区域卫生服务规划。

2015 年，中国人均 GDP 接近 8000 美元，城镇化率达 56.1%，人口老龄化水平接近中度，总之中国经济社会发展到达了一个转折点，开始面临很多高收入国家经历过的挑战和压力。中国 65 岁及以上的人口达 1.4 亿人，预计到 2030 年将增加至 2.3 亿人。在我国，慢性非传染性疾病已成为最主要的健康威胁，在每年 1030 万个死亡病例中占比超过 80%。中国经济发展水平和居民收入不断提高，人民群众基本保健需求数量、质量不断提升，多种因素拉动了卫生费用支出的持续增长。国民预期寿命不断延长且带病生存期也不断延长，高龄人口生活质量堪忧。随着经济增长放缓、卫生筹资和医保基金收入增速放缓，医疗体制和疾病防控与基本保健服务模式改革亟待深化、提质增效，整合式发展路径势在必行。

2016 年，习近平总书记在全国卫生与健康大会上强调，要把人民健康放在优先发展的战略地位，并对推进健康中国建设等工作做出系统部署。2016 年 10 月，中共中央、国务院正式印发《"健康中国 2030"规划纲要》（以下简称《规划纲要》）。《规划纲要》从普及健康生活、优化健康服务、完善健康保障等方面对我国的卫生健康工作进行了战略规划和部署，是推进健康中国建设的宏伟蓝图和实现医疗整合式发展的行动纲领。国务院随后印发了《"十三五"卫生与健康规划》《"十三五"深化医药卫生体制改革规划》等专项规划，对"十三五"期间推进健康中国建设的各项政策和任务措施进行了细化。

《规划纲要》提出，"立足全人群和全生命周期两个着力点，提供公平可及、系统连续的健康服务"。2017 年 10 月，习近平总书记代表第十八届中央委员会向党的十九大作报告，提出实施健康中国战略，深化医药卫生体制改革。高效即过程，优质即结果。通过医疗联合体、医疗共同体、专科联盟、医院集团等分工协作的服务模式，整合区域医疗资源，确立分级诊疗制度，建立整合式卫生医护体系，达到基本医疗卫生服务均等、优质医疗资源均衡、医疗服务质量均质的效果，是健康中国行动的重点任务。

（四）医疗整合式发展相关的法律规范

2019 年 12 月 28 日通过、自 2020 年 6 月 1 日起施行的《中华人民共和国基本医疗卫生与健康促进法》（以下简称《基本医疗卫生与健康促进法》）是我国卫生与健康领域第一部基础性、综合性法律。其中，直接涉及整合式医疗方面的条款包括分级诊疗、医联体、连续协同医疗卫生体系、全生命周期的医疗健康服务、信息系统、人才培养、医疗保障、健康促进等（见表 2-1）。

表 2-1 　《基本医疗卫生与健康促进法》有关医疗整合式发展条款汇总

分级诊疗、医联体	第三十条　国家推进基本医疗服务实行分级诊疗制度，引导非急诊患者首先到基层医疗卫生机构就诊，实行首诊负责制和转诊审核责任制，逐步建立基层首诊、双向转诊、急慢分治、上下联动的机制，并与基本医疗保险制度相衔接 县级以上地方人民政府根据本行政区域医疗卫生需求，整合区域内政府举办的医疗卫生资源，因地制宜建立医疗联合体等协同联动的医疗服务合作机制。鼓励社会力量举办的医疗卫生机构参与医疗服务合作机制
	第三十一条　国家推进基层医疗卫生机构实行家庭医生签约服务，建立家庭医生服务团队，与居民签订协议，根据居民健康状况和医疗需求提供基本医疗卫生服务
	第四十二条　国家以建成的医疗卫生机构为基础，合理规划与设置国家医学中心和国家、省级区域性医疗中心，诊治疑难重症，研究攻克重大医学难题，培养高层次医疗卫生人才

续表

连续协同医疗卫生体系	第三十四条　国家建立健全由基层医疗卫生机构、医院、专业公共卫生机构等组成的城乡全覆盖、功能互补、连续协同的医疗卫生服务体系 国家加强县级医院、乡镇卫生院、村卫生室、社区卫生服务中心（站）和专业公共卫生机构等的建设,建立健全农村医疗卫生服务网络和城市社区卫生服务网络
全生命周期的医疗健康服务	第三十五条　基层医疗卫生机构主要提供预防、保健、健康教育、疾病管理,为居民建立健康档案,常见病、多发病的诊疗以及部分疾病的康复、护理,接收医院转诊患者,向医院转诊超出自身服务能力的患者等基本医疗卫生服务 医院主要提供疾病诊治,特别是急危重症和疑难病症的诊疗,突发事件医疗处置和救援以及健康教育等医疗卫生服务,并开展医学教育、医疗卫生人员培训、医学科学研究和对基层医疗卫生机构的业务指导等工作 专业公共卫生机构主要提供传染病、慢性非传染性疾病、职业病、地方病等疾病预防控制和健康教育、妇幼保健、精神卫生、院前急救、采供血、食品安全风险监测评估、出生缺陷防治等公共卫生服务
	第三十六条　各级各类医疗卫生机构应当分工合作,为公民提供预防、保健、治疗、护理、康复、安宁疗护等全方位全周期的医疗卫生服务 各级人民政府采取措施支持医疗卫生机构与养老机构、儿童福利机构、社区组织建立协作机制,为老年人、孤残儿童提供安全、便捷的医疗和健康服务
	第七十六条　国家制定并实施未成年人、妇女、老年人、残疾人等的健康工作计划,加强重点人群健康服务 国家推动长期护理保障工作,鼓励发展长期护理保险
信息系统	第四十九条　国家推进全民健康信息化,推动健康医疗大数据、人工智能等的应用发展,加快医疗卫生信息基础设施建设,制定健康医疗数据采集、存储、分析和应用的技术标准,运用信息技术促进优质医疗卫生资源的普及与共享 县级以上人民政府及其有关部门应当采取措施,推进信息技术在医疗卫生领域和医学教育中的应用,支持探索发展医疗卫生服务新模式、新业态 国家采取措施,推进医疗卫生机构建立健全医疗卫生信息交流和信息安全制度,应用信息技术开展远程医疗服务,构建线上线下一体化医疗服务模式

续表

人才培养	第五十二条第二款　国家加强全科医生的培养和使用。全科医生主要提供常见病、多发病的诊疗和转诊、预防、保健、康复,以及慢性病管理、健康管理等服务
医疗保障	第五条　公民依法享有从国家和社会获得基本医疗卫生服务的权利 国家建立基本医疗卫生制度,建立健全医疗卫生服务体系,保护和实现公民获得基本医疗卫生服务的权利
	第八十四条　国家建立健全基本医疗保险经办机构与协议定点医疗卫生机构之间的协商谈判机制,科学合理确定基本医疗保险基金支付标准和支付方式,引导医疗卫生机构合理诊疗,促进患者有序流动,提高基本医疗保险基金使用效益
健康促进	第四条　国家和社会尊重、保护公民的健康权 国家实施健康中国战略,普及健康生活,优化健康服务,完善健康保障,建设健康环境,发展健康产业,提升公民全生命周期健康水平 国家建立健康教育制度,保障公民获得健康教育的权利,提高公民的健康素养 第六条　各级人民政府应当把人民健康放在优先发展的战略地位,将健康理念融入各项政策,坚持预防为主,完善健康促进工作体系,组织实施健康促进的规划和行动,推进全民健身,建立健康影响评估制度,将公民主要健康指标改善情况纳入政府目标责任考核 全社会应当共同关心和支持医疗卫生与健康事业的发展

　　援引该法特别是整合式医疗规范方面内容和主旨,围绕医疗服务能力建设、满足医康养护一体化服务需求、完善深化医改的人财物保障机制（医疗保障管理、信息化和考核等）与推动整合式卫生医护体系建设（医联体建设和"三医联动"）等内容的主要政策文件见表2-2。这些政策文件明确了要通过专科建设、远程医疗服务、家庭医生签约服务和分级诊疗等具体措施的实施,逐步实现提供全面、连续、协同的医疗卫生服务的整合式医疗目标,以提高医疗卫生服务的整体效益和质量。

表 2-2　援引《基本医疗卫生与健康促进法》围绕推动
整合式卫生医护体系建设等内容的政策文件

主题	发文标题	文号
医疗服务	国家卫生健康委办公厅关于印发委属（管）医院分院区建设管理办法（试行）的通知	国卫办规划发〔2022〕15 号
	国家卫生健康委关于印发医疗机构设置规划指导原则（2021－2025 年）的通知	国卫医发〔2022〕3 号
	国家卫生健康委员会、国家中医药管理局关于印发诊所备案管理暂行办法的通知	国卫医政发〔2022〕33 号
	国家卫生健康委办公厅关于印发医疗质量控制中心管理规定的通知	国卫办医政发〔2023〕1 号
	国家卫生健康委办公厅关于规范开展药品临床综合评价工作的通知	国卫办药政发〔2021〕16 号
全生命周期医疗健康服务	国家卫生健康委办公厅关于统筹推进婚前孕前保健工作的通知	国卫办妇幼函〔2020〕1024 号
	国家卫生健康委办公厅关于公布第五批国家慢性病综合防控示范区建设评估结果的通知	国卫办疾控函〔2020〕426 号
	国家卫生健康委、民政部、国务院妇儿工委办公室等关于加强婚前保健工作的通知	国卫妇幼函〔2020〕205 号
	国家卫生健康委办公厅、民政部办公厅、人力资源社会保障部办公厅等关于开展 2020 年《职业病防治法》宣传周活动的通知	国卫办职健函〔2020〕306 号
	优抚医院管理办法（2022 修订）	中华人民共和国退役军人事务部、中华人民共和国国家卫生健康委员会、国家医疗保障局令第 7 号
	卫生健康委关于印发《全国护理事业发展规划（2021－2025 年）》的通知	国卫医发〔2022〕15 号
	国家卫生健康委关于印发贯彻 2021－2030 年中国妇女儿童发展纲要实施方案的通知	国卫妇幼函〔2022〕56 号
	国家卫生健康委、中共中央宣传部、国家发展改革委等关于印发国家职业病防治规划（2021－2025 年）的通知	国卫职健发〔2021〕39 号
	国家卫生健康委、教育部关于印发中小学生健康体检管理办法（2021 年版）的通知	国卫医发〔2021〕29 号

续表

主题	发文标题	文号
全生命周期医疗健康服务	全国爱卫会关于贯彻落实《国务院关于深入开展爱国卫生运动的意见》的通知	全爱卫发〔2021〕1号
医疗保障	国家医疗保障局关于印发《医疗保障基金智能审核和监控知识库、规则库管理办法（试行）》的通知	医保发〔2022〕12号
	医疗机构医疗保障定点管理暂行办法	国家医疗保障局令第2号
	零售药店医疗保障定点管理暂行办法	国家医疗保障局令第3号
信息化	国家卫生健康委办公厅、国家中医药局办公室关于印发互联网诊疗监管细则（试行）的通知	国卫办医发〔2022〕2号
医联体建设	国家卫生健康委办公厅关于印发国家医学中心管理办法（试行）和国家区域医疗中心管理办法（试行）的通知	国卫办医政发〔2022〕17号
深化医改	健康中国行动推进委员会关于印发健康中国行动2019—2020年试考核实施方案的通知	国健推委发〔2021〕2号
	国家卫生健康委、国家发展改革委、财政部等关于印发进一步规范医疗行为促进合理医疗检查的指导意见的通知	国卫医发〔2020〕29号
	国家卫生健康委关于印发卫生健康系统贯彻落实以基层为重点的新时代党的卫生与健康工作方针若干要求的通知	国卫基层发〔2022〕20号
保障机制	国家卫生健康委、国家中医药局、国家疾控局关于印发医疗卫生机构网络安全管理办法的通知	国卫规划发〔2022〕29号
	国家卫生健康委关于印发"十四五"卫生健康人才发展规划的通知	国卫人发〔2022〕27号
	卫生健康委、医保局、中医药局关于印发医疗机构工作人员廉洁从业九项准则的通知	国卫医发〔2021〕37号
	国家卫生健康委办公厅关于印发医疗机构临床决策支持系统应用管理规范（试行）的通知	国卫办医政函〔2023〕268号

二　中央政策发布情况（2009～2023年）

（一）政策文件统计

以"整合医疗"、"医疗联合体"、"医联体"、"医疗共同体"、"医共体"、"三医联动"、"上下联动"、"医疗、医保、医药"联动、"分级诊疗"、"分工协作"、"双向转诊"、"医疗集团"、"专科联盟"、"国家医学中心"、"国家区域医疗中心"、"医康养护一体化"等关键词，对 2009 年 3 月至 2023 年 8 月发布的政策文件从标题和发文内容两个层面进行检索，共检索出 115 份中央层面（党中央、国务院及相关主管部门）政策文件（见图 2-4），其中与整合式医疗直接相关的政策文件 106 份（见附表）。统计 2009～2023 年各年份的发文量可以发现，发文量呈现阶段性增长特征，发文时间节点基本与我国整合式卫生医护体系发展的阶段吻合，2012 年、2016 年、2022 年为发文高峰，2022 年发文量最高、达 26 份。

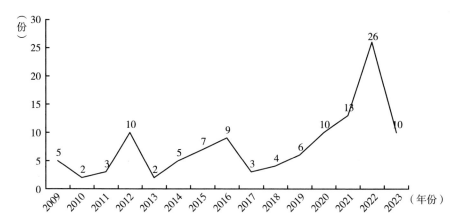

图 2-4　2009～2023 年与整合式医疗有关的中央政策发文量变化趋势

发文机关统计结果显示，国务院办公厅发布文件数量最多（22份），国家卫生健康委、国家中医药管理局联合发文量次之。这表明在我国医改过程中，国家高度重视并制定政策，将医改作为国家统筹战略进行制度安排。此外，多个党内规范性文件也对"三医联动"、医联体、医共体、分级诊疗建设做出了战略部署和工作要求，包括《关于进一步完善医疗卫生服务体系的意见》《中共中央 国务院关于加强新时代老龄工作的意见》《"健康中国2030"规划纲要》《中共中央关于全面深化改革若干重大问题的决定》《中共中央 国务院关于全面推进乡村振兴加快农业农村现代化的意见》《中共中央 国务院关于建立健全城乡融合发展体制机制和政策体系的意见》等文件。

通过对政策文件发布单位关键词进行可视化分析可以发现，整合式医疗相关政策文件发布单位以国家卫生健康委员会和国务院深化医药卫生体制改革领导小组等卫生主管/医改牵头机构或部门为核心，其次是医疗卫生相关部门和机构，包括国家医疗保障局、国家疾病预防控制局、国家药品监督管理局、国家中医药管理局；还涉及与医改、整合式医疗发展相关的各类改革政策主管部门（见图2-5）。

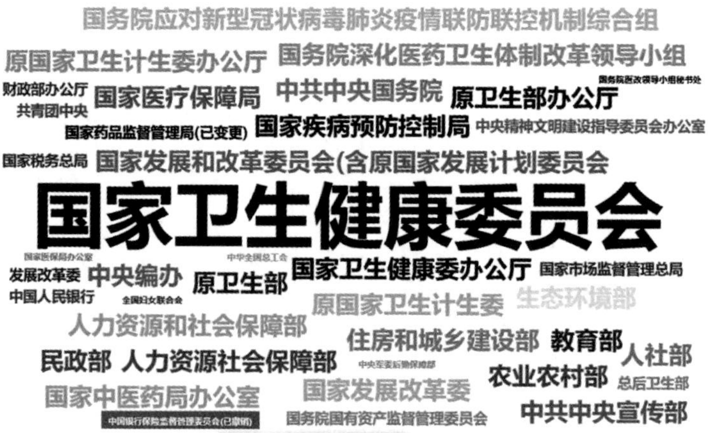

图 2-5 2009~2023 年中央整合式医疗相关政策文件发布
单位关键词词云

按发文部委数分类统计发文量可知，由 4 个及以上部委联合发布的政策文件为 10 份，3 个部委联合发布的政策文件为 7 份，2 个部委联合发布的政策文件为 14 份，其余 75 份政策文件为 1 个部委单独发布（见图2-6）。一方面，中国整合式卫生医护体系的建设与发展是推动健康中国建设，更好地实施分级诊疗制度和满足群众健康需求的着力点；另一方面，说明整合式卫生医护体系建设体现了新时期政府治理能力现代化与高质量发展的内涵，是系统性、全局性的治理议题，需要多部委协同治理、共同推进。

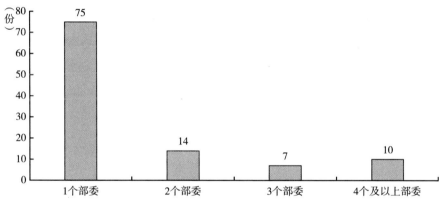

图 2-6　2009~2023 年中央整合式医疗相关政策文件按发文部委数分类发文量统计

（二）文本分析

对与整合式医疗直接相关的 106 份政策文件中的共 588992 字进行政策文本分析。

关键词词云。关键词词云可通过数据可视化技术生成，应用于所有政策文本。通过统计高频词语可以发现，"体制改革"、"医药卫生"、"公立医院"和"医学中心"是出现频率最高的四大关键词，其他高频关键词则反映了中国整合式卫生医护体系发展的政策注意力分配与发展情况（见图2-7）。一方面，以整合式医疗实现健康目标的新理念为重点，政策强调"体制改革""医疗保障"，实现"公立医院"的"分级诊疗"，重视县域医联体和城市医疗卫生共同体建设。

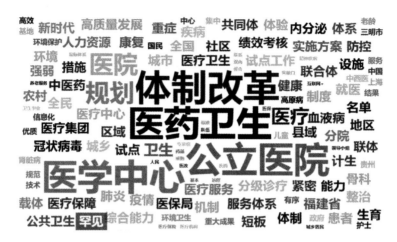

图 2-7　2009~2023 年中央整合式医疗相关政策文件关键词词云

另一方面，完善医康养护一体化体系建设的整合式医疗新理念逐渐得到重视，涉及"医疗服务""康复""生育""防控""社区""老龄化"等关键词，同时"绩效考核""能力建设"下的"设施""信息化""人力资源"等议题也受到关注。此外，整合式医疗政策体现了实现政府治理能力提升、改革与创新服务体系的新挑战。"规划"、"农村"、"环境"与"区域发展"等领域，找到了"短板"，明确从"服务体系"和"机制"层面实现"新时代"的"高质量发展"。

社会网络语义分析。对 106 份政策文件文本进行社会网络语义分析，选取前 100 个高频词绘制文本语义网络，结果显示，以"公立医院""医疗机构""医疗卫生""健康""医疗服务"等关键词为核心，"分级诊疗""城市""县域""医联体"等整合式医疗核心关键词群与其他关键词构成了中国整合式医疗政策的文本关键词矩阵（见图 2-8）。基于此，对文本内容进行关键词共现分析。

关键词共现分析。关键词共现次数越多，关联度越高。自定义

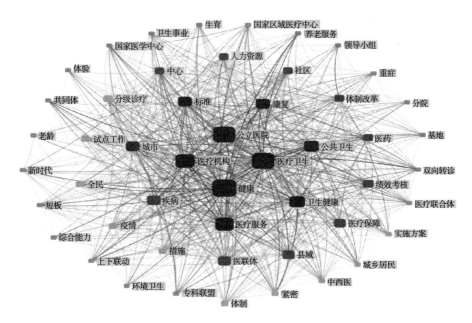

图 2-8　中央整合式医疗政策文本关键词矩阵

"整合医疗""整合式医疗""医疗联合体""医疗共同体""医联体"
"三医联动""上下联动""医保""分工协作""双向转诊""城市"
"县域""医疗集团""专科联盟""国家医学中心""国家区域医疗中
心""一体化""家庭医生""信息化""全周期""健康""全科医师"
"基层""协同"等关键词进行共现分析。从结果来看,"基层""医疗
卫生""医保"共现度最高,其次是"健康"、"医疗卫生"、"信息化"
和"县域";与"医联体"共现度较高的分别是"医疗共同体""双向
转诊""上下联动"(见图 2-9)。可以看出,坚持"强基层"和"建
高地"的同时,充分实现医疗资源共享、进行医疗卫生资源优化配置、
建立优质高效的卫生体系是我国医改的方向和目标。

　　关键词相关性分析。自定义"整合医疗""整合式医疗""医疗联
合体""医共体""医联体""三医联动""上下联动""医疗保障"
"分工协作""双向转诊""城市"""县域""医疗集团""专科联盟"

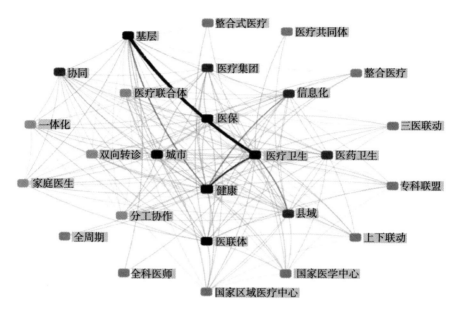

图 2-9　中央整合式医疗政策文本关键词共现分析

"国家医学中心""国家区域医疗中心""一体化""家庭医生""信息化""全周期""健康""全科医师""基层""协同"等 TF-IDF 值较高的关键词进行相关性分析。从结果来看，"医共体"和"县域"，"体制改革"和"医药卫生"相关性最高，"医联体"与"远程医疗"，"服务体系"和"分级诊疗"，"县域"、"医疗集团"与"紧密型"关联较为明显（见图 2-10）。另外，从整体来看，医保、医药、医疗"三医联动"关联特点也较为明显。可见，国家在持续深化医药卫生体制改革过程中，积极推进了整合式卫生医护体系建设和就诊模式改革，已经进入机制建设阶段，形成了发展紧密型县域医共体及城市医疗集团、发展医联体和远程医疗的社会共识，并对医联体建设进行绩效考核。我国整合式医疗服务呈现纵横交错的布局，横向以"国家医学中心""国家区域医疗中心"为载体，目的是带动优质医疗资源整合，解决疑难危重症，促使我国的医学成果转化与国际并行；纵向通过松散型专科专医"医疗联合体"立体到位地解决重症诊治，通过学科建设促进医疗机构细化，通过县域紧密型"医疗共同体"提供扁平到家的健康维护服务，整合社区、地区的医护资源，实现居民就医和医护服务的连续性、去行政化、去碎片化。

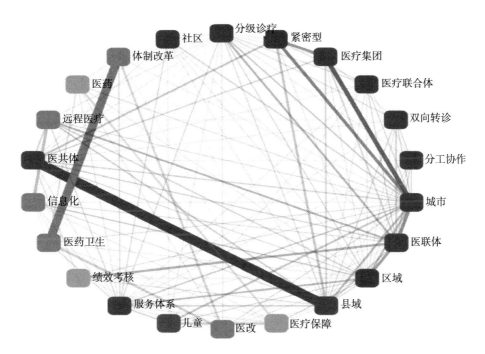

图 2-10 整合式医疗相关政策关键词相关性分析

LDA 主题词分析。基于政策文本的数据集合，采用 LDA 挖掘指定个数的主题词，对文本主题词进行量化处理。将主题词依次对应，求得分类主题的隶属概率值并将分布趋势可视化（见图 2-11）。可见，中国整合式医疗相关政策分为健康中国战略实施、整合式医疗建设与管理、医药卫生体制改革、医疗卫生服务体系建设和医疗保障制度改革五大主题，体现了医改的全面性和广泛性。

主题词的关系分析。通过对五大主题进行文本分析，可以提取五大主题的 TOP60 主题词，从中选取"健康、管理、改革、医疗卫生、公立医院、机制、制度、医疗机构、医疗服务、药品、医保、能力、

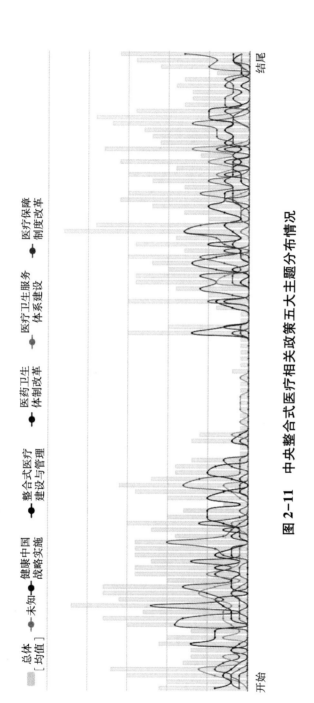

图 2-11 中央整合式医疗相关政策五大主题分布情况

卫生健康、患者、综合、公共卫生、体系、康复、城市、疾病、技术、监管、医联体、临床、区域、监测、县域、评估、全国、医疗保障、政府、医改、地区、儿童、服务体系、考核、合理、培训、绩效考核、医药卫生、信息化、医共体、创新、优化、远程、医药、体制改革、人民、社区、分级诊疗、医疗中心、医疗联合体、双向转诊、分工协作、医疗集团、中西医、紧密"等主题词，得到图2-12。基于此分析中国整合式医疗政策主题矩阵热点可以发现，整合式医疗建设与管理主题关键高频词与其他深化医改主题紧密相关，说明在健康中国战略和医药卫生体制改革指导下，推动医疗卫生服务体系建设和医疗保障制度改革对于整合式医疗建设与管理而言是必不可少的环节。

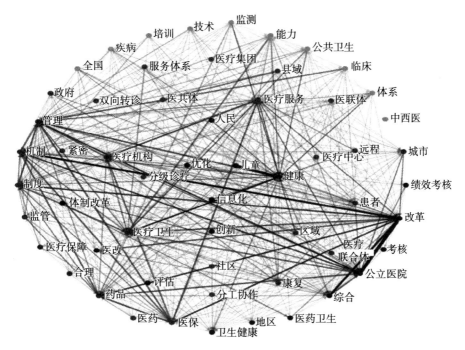

图 2-12　中央整合式医疗相关政策主题词关系分析

整合式医疗建设与管理主题的共词分析。对整合式医疗建设与管理主题进行共词分析，得到如图2-13所示的共词矩阵，可以发现"远程"

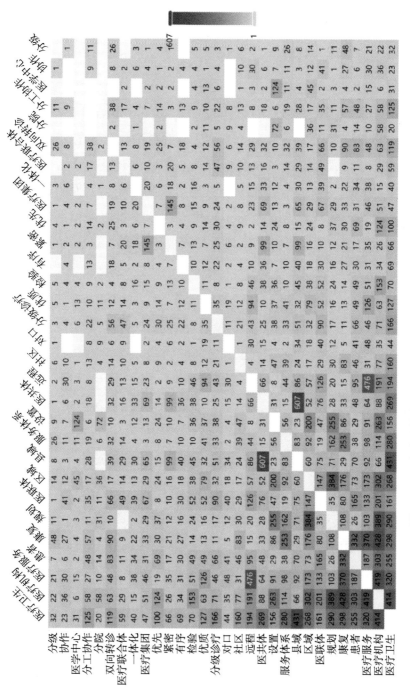

图 2-13　中央"整合式医疗政策建设与管理"主题共词矩阵

和"医疗服务"、"医共体"和"县域"、"县域"与"医疗卫生"的共现次数排名前三，"医疗机构"与"规划"、"康复"、"医疗服务"、"患者"等为强共现关系，说明在整合式医疗相关政策中，以患者为中心推进全生命周期医疗服务供给体系科学系统建设的重要性和必要性。同时，进一步说明整合式医疗的模式既定、政策目标明确，进入了旨在实现全生命周期医疗服务和健康促进的机制建设和管理优化新阶段。

关键词频数变化趋势分析。分析 2009~2021 年"医联体""医共体""国家区域医疗中心""国家医学中心""分级诊疗""医疗集团""专科联盟"等关键词出现的频数，结果发现，2015—2020 年各关键词开始进入出现高峰（见图 2-14），因此 2009~2014 年属于初步探索阶段，2015 年及以后，国家开始从宏观层面进行制度安排，国家政策效应开始扩散，整合式卫生医护体系逐步确立。

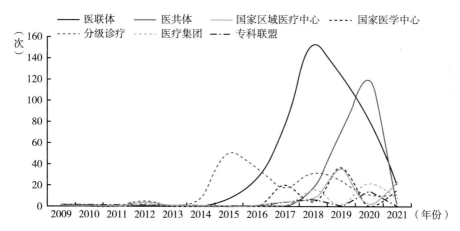

图 2-14　2009~2021 年中央整合式医疗相关政策关键词频数变化趋势

总之，通过对政策文件进行定性、定量分析不难发现，中央重大决策、相关部委的战略部署已将"三医联动"改革作为健康中国建设的重要政治任务。2021 年 6 月，四部委联合发布《"十四五"优质高效医疗卫生服务体系建设实施方案》，对实现优质高效医疗卫生服务体系建设做了明确规划。央地协同、部门协作的体制安排，厘清了职责与管理事权，以健康促进为目标，建立了有效的激励、多维度绩效考核机制，优化整合式医疗管理是今后"三医联动"改革中需要重点关注的问题。

三 地方政策发布情况（2009~2023年）

以"整合医疗资源""医疗联合体""医联体""医疗共同体""医共体""三医联动""上下联动""'医疗、医保、医药'联动""分级诊疗""分工协作""双向转诊""医疗集团""专科联盟""国家医学中心""国家区域医疗中心""医康养护一体化"等关键词对2009年3月至2023年8月发布的政策文件从标题和发文内容两个层面进行检索，共检索出647份地方政府发布的政策文件，其中与整合式医疗直接相关的政策文件634份。统计2009~2023年各年份的发文量，发现发文量呈现阶段性增长特征，发文时间节点基本与我国整合式卫生医护体系发展的阶段吻合，2017年为绝对发文高峰，2022年为相对发文高峰（见图2-15）。

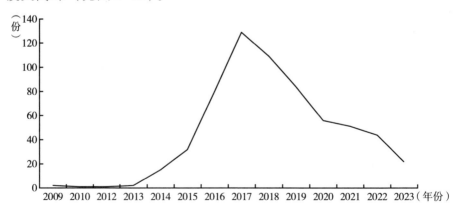

图2-15　2009~2023年地方整合式医疗相关政策发文量变化趋势

根据地方政策文件标题、发文地区进行关键词分布分析，发现围绕分级诊疗、医疗联合体、医疗集团、双向转诊、远程医疗等整合式医疗核心议题（见图2-16），通过"三医联动"的医疗保障、医疗卫生和医药体系，以及强基层（基层医疗卫生机构）等深化医改举措，优质高效地进行规划、规范和试点是地方政府的主要政策注意点。与中央层面政策比较，地方政府政策关注支付、疾病、技术的执行和具体改革措施，同时关注农村、高质量发展、区域等政府改革和治理的重点议题。在中央层面政策文件中"健康"是核心词，在地方政策文件中"健康"不是核心高频主题词，取而代之的是"分级诊疗"。可见医疗机构行政化还是建设整合式卫生医护体系和解决重复就医问题的主要障碍。

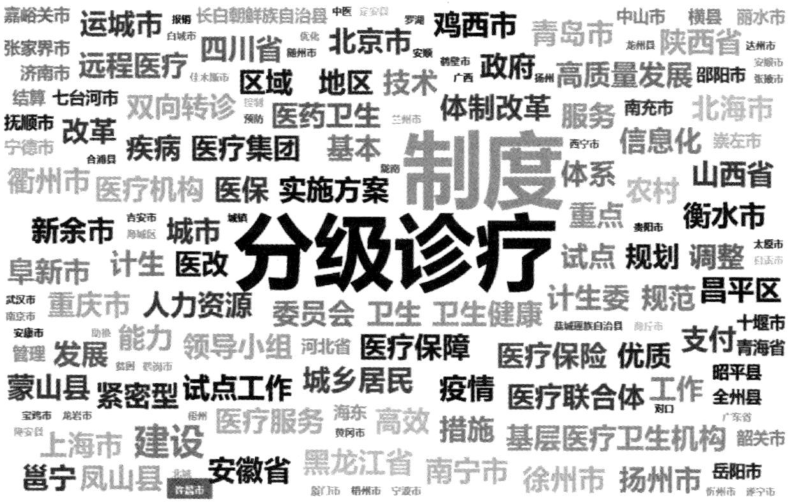

图 2-16 地方整合式医疗相关政策关键词词云

关键词共现分析。自定义"整合医疗""整合式医疗""医疗联合体""医疗共同体""医联体""三医联动""上下联动""医疗卫生""医疗保障""分工协作""双向转诊""城市""县域""医疗集团""专科联盟""国家医学中心""国家区域医疗中心""一体化""家庭医生""信息化""全周期""健康""全科医师""基层""协同"等关键词进行共现分析，从结果来看，"分级诊疗"、"双向转诊"、"医疗保障"和"医疗机构"共现度最高，"医疗集团""城市""紧密型"共现度次之（见图 2-17）。可以看出，地方层面政策在贯彻落实中央整合式卫生医护体系建设和深化医改政策之外，更注重与医联体运作紧密相关的人财物保障机制（医疗保障、支付、财务管理、医疗机构、项目资金、财务管理、信息化）建设及服务对象（农村、城镇、贫困人口），乃至实施效果（优质、高效、调节作用）。除了上述整合式医疗相关主题词外，地方层面对于社会保障和高质量发展等治理议题也很关注，说明地方政府将地方治理与深化医改紧密结合，并出台了具体保障医联体、医共体运行，真正惠及各类型患者和人群的政策。

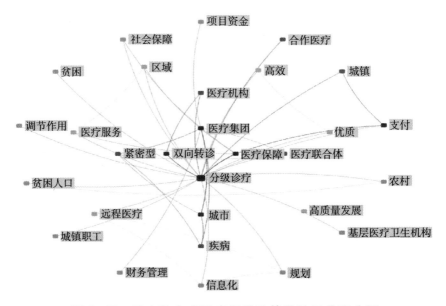

图 2-17　地方整合式医疗相关政策关键词共现分析

四 央地政策比较分析

将中央层面政策文本与地方层面政策文本进行对比分析，形成关键词矩阵（见图2-18），由此可以从整体层面对中国整合式卫生医护体系政策发布情况和趋势有初步了解。通过"改革""管理"实现"建设""发展"是央地层面整合式卫生医护体系构建的共同着力点。深化医保、医疗和医药联动改革，实施"分级诊疗"和"双向转诊"，建设"医疗联合体"与"医疗集团"，夯实"信息化"、"项目资金"、"领导小组"和"技术"基础，以实现医疗资源的"区域""优化"，构建"高效""优质"的卫生医护体系已成为央地共识。

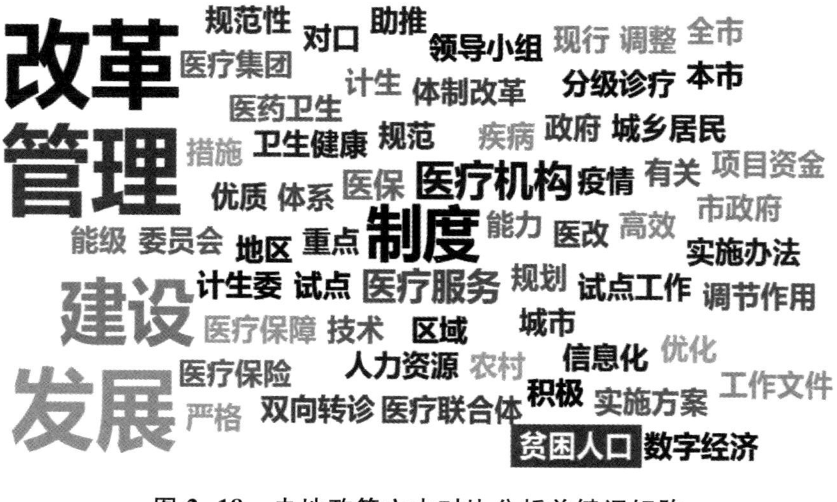

图2-18 央地政策文本对比分析关键词矩阵

从发文时间看地方政府与中央政策的配合情况。地方政府的政策文件不仅与中央层面的政策文件相呼应，还积极落实中央的政策要求。例如，在推进医联体建设方面，地方政府按照中央的要求，积极推动医疗机构组建医联体，形成了规模适宜、功能互补的医联体。同时，在推动整合式卫生医护体系建设方面，地方政府也出台了相关政策，促进优质医疗资源的上下贯通，引导公立医院主动帮扶基层，履行社会责任，彰显公益性。

从发文关键词看中央政策和地方政策的重点议题。中央层面政策文件显示，中国整合式卫生医护体系的建设与发展是推动健康中国建设和满足群众健康需求的着力点。中央层面政策文本的核心关键词"健康"在具体的地方执行政策文件中并不是核心高频主题词。中央政策强调"体制改革""医疗保障"，实现"分级诊疗"，重视"县域医联体"和"城市医疗卫生共同体"建设。中央政策的注意力主要集中在以下几个方面。一是体制改革，中央政策强调体制改革对于推动整合式卫生医护体系建设的重要性，通过深化改革措施优化卫生医护体系，提高医疗卫生服务的质量和效率。二是医疗保障，中央政策注重建立健全医疗保障制度，确保群众能够享受基本的医疗卫生服务，提高医疗卫生服务的可及性和公平性。三是公立医院与分级诊疗，中央政策强调公立医院在医疗卫生服务中的主导地位，同时推动分级诊疗制度的建设，实现医疗卫生资源的合理配置和利用。四是县域医联体与城市医疗卫生共同体，中央政策注重建设县域医联体和城市医疗卫生共同体，促进医疗卫生资源的共享和协同发展，提高基层医疗卫生服务的能力和水平。围绕医疗联合体、医疗集团、双向转诊、远程医疗等整合式医疗核心议题，通过"三医联动"的医疗保障、医疗卫生和医药体系，以及强基层（基层卫生医护机构）等深化医改举措，优质高效地进行规划、规范和试点是地方政府的主要政策注意点。

央地协同、部门协作的体制安排是推动整合式卫生医护体系发展的关键。央地协同需要建立有效的激励和多维度绩效考核机制，优化整合式医疗管理。通过央地政策的相互配合，可以更好地协调各方资源，同时，更好地适应不同地区的实际情况，因地制宜地推进整合式卫生医护体系的发展。综上所述，2009 年 3 月至 2023 年 8 月，无论是中央层面还是地方层面，整合式医疗相关政策文件的发布量都呈现了阶段性增长特征。这些政策文件的发布和实施，对于推动整合式医疗的发展起到了积极作用。同时，中央和地方政策的相互配合，使得整合式医疗的推进更具协同性和有效性。

五 整合式发展政策内涵及发展路径

党的十八大以来，中国医改整合式发展的内涵既定、发展路径清晰，经历了初步探索、政策确立、规范建设、发展战略等阶段（见图 2-19），在较短的时间里经历了"政策雏形—内涵界定—规范发展—体系建设"的过程（见表 2-3）。

医改整合式发展推动了医联体建设，主要形成四种形式，包括城市医疗集团、县域医共体、跨区域专科联盟、远程医疗协作网。城市医疗集团可以实现资源共享、技术交流和协同治疗，提高整体医疗水平和服务质量。县域医共体以县域为单位提高医疗卫生资源配置和使用效率，提升基层医疗卫生服务能力，实现资源共享、技术互助和协同服务，提高基层医疗卫生机构的诊疗能力和服务水平。跨区域专科联盟可以共享专业知识和经验，提高专科诊疗水平，并推动专科领域的发展。远程医疗协作网通过远程医疗技术手段，实现不同地区医疗机构之间的协作。上述医联体建设形式各有特点，分别适用于不同的地区和医疗需求，共同组成中国整合式卫生医护体系。

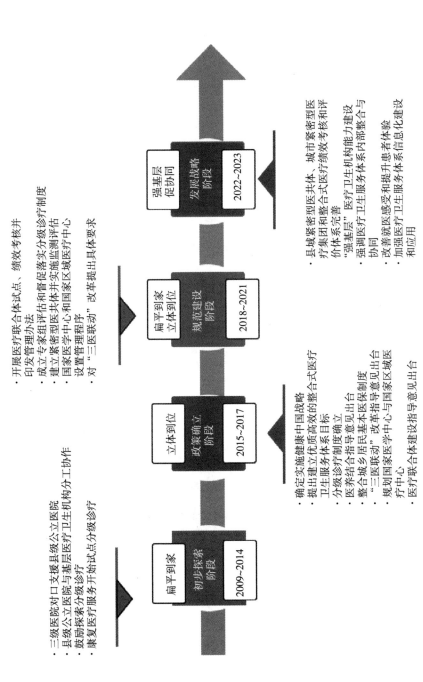

图 2-19　2009~2023 年中国医改整合式发展阶段

表 2-3　中国医改整合式发展政策内涵及过程

过程	分类	具体内涵
政策雏形	分级诊疗制度建设	预防为主,以基层为重点、信息化为支撑,系统整合路径
内涵界定	医疗联合体建设试点	逐步形成多种形式的医联体组织模式,在县域主要组建医疗共同体,形成县乡村三级医疗机构分工协作机制,构建三级联动的县域医疗服务体系
内涵界定	县域综合医改	县乡一体化,按乡村一体化原则建设紧密型医共体
内涵界定	医疗联合体建设	《关于推进医疗联合体建设和发展的指导意见》区分了4种组织模式,城市医疗集团、县域医共体、跨区域专科联盟和远程医疗协作网
规范发展	紧密型县域医共体建设和试点	县域医疗卫生服务体系,深化体制机制改革,形成服务、责任、利益和管理共同体
规范发展	紧密型县域医共体规范	对紧密型医疗联合体实行总额付费,规范建设管理
规范发展	城市医疗联合体建设试点	确定了118个城市医联体建设试点城市
规范发展	规范医联体建设与管理	《医疗联合体管理办法(试行)》《关于推广三明市分级诊疗和医疗联合体建设经验的通知》
体系建设	紧密型县域医共体评判和监测指标体系	《关于印发紧密型县域医疗卫生共同体建设评判标准和监测指标体系(试行)的通知》包括4个维度和26项指标
体系建设	医保医药医疗联动改革	《关于深化医疗保障制度改革的意见》推进医疗保障和医药服务高质量协同发展;强调探索对紧密型医疗联合体实行总额付费
体系建设	公立医院高质量发展	《关于推动公立医院高质量发展的意见》强调发挥公立医院在城市医疗集团中的牵头作用

续表

过程	分类	具体内涵
体系建设	紧密型城市医疗集团建设	《紧密型城市医疗集团建设试点工作方案》决定在全国开展紧密型城市医疗集团建设试点
	乡村医疗卫生服务体系健康发展	推进紧密型县域医共体建设，促进乡村医疗卫生服务体系健康发展

自 2015 年起，中国政府对整合式卫生医护体系和医联体建设进行了顶层设计，提出了 4 种模式，分别适用于城市、县域、跨区域和边远贫困地区。2017 年，国务院办公厅发布了《关于推进医疗联合体建设和发展的指导意见》，突出了健康主线，强调推动疾病预防、疾病治疗与全生命周期医疗健康服务相结合。2018 年以来，中国政府提出"三医联动"改革的具体要求，确立了紧密型医共体建设任务，并对医疗联合体、国家医学中心、国家区域医疗中心进行了评估和考核。相关部委还出台了《互联网诊疗管理办法（试行）》《互联网医院管理办法（试行）》《远程医疗服务管理规范（试行）》等文件，家庭医生签约服务和互联网医院建设是其中的主要推手。

综上所述，党的十九大以来，我国通过"中央顶层设计、选择试点先行、鼓励地区推动、持续全面推开"的发展路径逐渐提速扩面，从县域到城区，构建责任、管理、服务和利益的"共同体"；深化党委政府领导责任，部门统筹与协同建设县域医共体，提高县域整体服务能力；城市紧密型医疗集团也进入了高速发展时期，试点覆盖全国 31 个省（区、市），国家卫生健康委也列出了从网格化布局、政策配套到经验可复制推广的发展时间表。2021 年，国家顶层政策文件再次强调了医联体在整合式卫生医护体系建设中的重要作用。国家卫生健康委会同相关部门不断完善医共体政策顶层设计，试点地区也积极探索，如浙江和福建等地出现了地区医联体和县域医共体建设的成功案例。

附表　2009~2023 年整合式医疗相关中央政策文件发布情况

发文机关	标题	文号	发布时间
国家卫生健康委员会	国家卫生健康委办公厅关于转发福建省等改善就医感受提升患者体验工作主要做法的函	国卫办医政函〔2023〕314 号	2023 年8 月
国务院办公厅	国务院办公厅转发国家发展改革委关于恢复和扩大消费措施的通知	国办函〔2023〕70 号	2023 年7 月
国家卫生健康委员会、国家发展和改革委员会、财政部、人力资源和社会保障部、国家医疗保障局、国家药品监督管理局(已变更)	国家卫生健康委、国家发展改革委、财政部、人力资源社会保障部、国家医保局、国家药监局关于印发深化医药卫生体制改革 2023 年下半年重点工作任务的通知	国卫体改发〔2023〕23 号	2023 年7 月
国家发展和改革委员会、生态环境部、住房和城乡建设部、农业农村部、国家卫生健康委员会、国家疾病预防控制局	国家发展改革委办公厅等关于补齐公共卫生环境设施短板 开展城乡环境卫生清理整治的通知	发改办社会〔2023〕523 号	2023 年6 月
国家卫生健康委员会	国家卫生健康委办公厅关于印发国家高原病医学中心设置标准的通知	国卫办医政函〔2023〕227 号	2023 年6 月
国家卫生健康委员会、国家发展和改革委员会、财政部、人力资源和社会保障部、国家中医药管理局、国家疾病预防控制局	国家卫生健康委办公厅、国家发展改革委办公厅、财政部办公厅、人力资源社会保障部办公厅、国家中医药局综合司、国家疾控局综合司关于印发紧密型城市医疗集团试点城市名单的通知	国卫办医政函〔2023〕199 号	2023 年5 月

发文机关	标题	文号	发布时间
中共中央办公厅、国务院办公厅	中共中央办公厅 国务院办公厅印发《关于进一步完善医疗卫生服务体系的意见》	—	2023年3月
国家发展和改革委员会、中央精神文明建设指导委员会办公室、生态环境部、住房和城乡建设部、农业农村部、国家卫生健康委员会、国家市场监督管理总局、国家疾病预防控制局	国家发展改革委等部门关于全面巩固疫情防控重大成果推动城乡医疗卫生和环境保护工作补短板强弱项的通知	发改环资〔2023〕224号	2023年2月
国务院办公厅	国务院办公厅关于印发中医药振兴发展重大工程实施方案的通知	国办发〔2023〕3号	2023年2月
国家卫生健康委员会、国家发展和改革委员会、财政部、人力资源和社会保障部、国家中医药管理局、国家疾病预防控制局	国家卫生健康委、国家发展改革委、财政部、人力资源社会保障部、国家中医药局、国家疾控局关于开展紧密型城市医疗集团建设试点工作的通知	国卫医政函〔2023〕27号	2023年1月
国家卫生健康委员会	国家卫生健康委关于设置国家骨科医学中心的通知	国卫医政函〔2022〕225号	2022年12月
国家卫生健康委员会	国家卫生健康委办公厅关于印发国家血液病医学中心和国家血液病区域医疗中心设置标准的通知	国卫办医政函〔2022〕464号	2022年12月
国家卫生健康委员会	国家卫生健康委办公厅关于印发国家医学中心管理办法（试行）和国家区域医疗中心管理办法（试行）的通知	国卫办医政发〔2022〕17号	2022年12月
国家卫生健康委员会	国家卫生健康委办公厅关于印发国家罕见病医学中心设置标准的通知	国卫办医政函〔2022〕453号	2022年12月

发文机关	标题	文号	发布时间
国务院应对新型冠状病毒肺炎疫情联防联控机制综合组	国务院应对新型冠状病毒肺炎疫情联防联控机制综合组关于印发依托县域医共体提升农村地区新冠肺炎医疗保障能力工作方案的通知	联防联控机制综发〔2022〕126 号	2022 年12 月
国务院应对新型冠状病毒肺炎疫情联防联控机制综合组	国务院应对新型冠状病毒肺炎疫情联防联控机制综合组关于印发以医联体为载体做好新冠肺炎分级诊疗工作方案的通知	联防联控机制综发〔2022〕116 号	2022 年12 月
国家卫生健康委员会	国家卫生健康委办公厅关于印发委属（管）医院分院区建设管理办法（试行）的通知	国卫办规划发〔2022〕15 号	2022 年12 月
国家卫生健康委员会、国家中医药管理局、国家疾病预防控制局	国家卫生健康委员会、国家中医药管理局、国家疾病预防控制局关于印发"十四五"全民健康信息化规划的通知	国卫规划发〔2022〕30 号	2022 年11 月
国家卫生健康委员会	国家卫生健康委办公厅关于2021 年度全国三级公立医院绩效考核国家监测分析情况的通报	国卫办医函〔2022〕386 号	2022 年11 月
国家卫生健康委员会	国家卫生健康委办公厅关于印发国家检验医学中心设置标准的通知	国卫办医函〔2022〕370 号	2022 年10 月
国家卫生健康委员会	国家卫生健康委办公厅关于印发国家重症医学中心和国家重症区域医疗中心设置标准的通知	国卫办医函〔2022〕344 号	2022 年10 月
国家卫生健康委员会	国家卫生健康委关于设置国家中西医结合医学中心的通知	国卫医函〔2022〕123 号	2022 年7 月

续表

发文机关	标题	文号	发布时间
国家卫生健康委员会	国家卫生健康委关于设置国家精神疾病医学中心的通知	国卫医函〔2022〕123号	2022年7月
国家卫生健康委员会、国家发展和改革委员会、中共中央宣传部、教育部、民政部、财政部、人力资源和社会保障部、住房和城乡建设部、中国人民银行、国务院国有资产监督管理委员会、国家税务总局、国家医疗保障局、中国银行保险监督管理委员会（已撤销）、中华全国总工会、共青团中央、全国妇女联合会、中央军委后勤保障部	卫生健康委、发展改革委、中央宣传部等关于进一步完善和落实积极生育支持措施的指导意见	国卫人口发〔2022〕26号	2022年7月
国务院	国务院关于儿童健康促进工作情况的报告	—	2022年6月
国家卫生健康委员会	国家卫生健康委办公厅关于印发国家内分泌代谢病医学中心及国家内分泌代谢病区域医疗中心设置标准的通知	国卫办医函〔2022〕216号	2022年6月
国家卫生健康委员会	国家卫生健康委办公厅关于2020年度全国三级公立医院绩效考核国家监测分析情况的通报	国卫办医函〔2022〕210号	2022年6月
国务院办公厅	国务院办公厅关于印发深化医药卫生体制改革2022年重点工作任务的通知	国办发〔2022〕14号	2022年5月
国务院办公厅	国务院办公厅关于印发"十四五"国民健康规划的通知	国办发〔2022〕11号	2022年4月

续表

发文机关	标题	文号	发布时间
国家卫生健康委员会、国家医疗保障局、国家中医药管理局	国家卫生健康委办公厅、国家医保局办公室、国家中医药局办公室关于做好 2022 年紧密型县域医共体建设监测工作的通知	国卫办基层函〔2022〕93 号	2022 年 3 月
国家发展和改革委员会、国家卫生健康委员会、国家中医药管理局	国家发展改革委、国家卫生健康委、国家中医药局关于印发有序扩大国家区域医疗中心建设工作方案的通知	发改社会〔2022〕527 号	2022 年 3 月
国务院	国务院关于落实《政府工作报告》重点工作分工的意见	国发〔2022〕9 号	2022 年 3 月
国务院办公厅	国务院办公厅关于印发"十四五"中医药发展规划的通知	国办发〔2022〕5 号	2022 年 3 月
国家卫生健康委员会	国家卫生健康委关于规范公立医院分院区管理的通知	国卫医发〔2022〕7 号	2022 年 2 月
国家卫生健康委员会、国家中医药管理局	国家卫生健康委办公厅、国家中医药管理局办公室关于印发县域慢性肾脏病等慢性疾病分级诊疗技术方案的通知	国卫办医函〔2022〕34 号	2022 年 1 月
国务院	国务院关于支持贵州在新时代西部大开发上闯新路的意见	国发〔2022〕2 号	2022 年 1 月
中共中央、国务院	中共中央 国务院关于加强新时代老龄工作的意见	—	2021 年 11 月
国家卫生健康委办公厅	国家卫生健康委办公厅关于印发"千县工程"县医院综合能力提升工作方案（2021—2025 年）的通知	国卫办医函〔2021〕538 号	2021 年 10 月

续表

发文机关	标题	文号	发布时间
国务院深化医药卫生体制改革领导小组	国务院深化医药卫生体制改革领导小组关于深入推广福建省三明市经验 深化医药卫生体制改革的实施意见	国医改发〔2021〕2号	2021年10月
国家卫生健康委、国家中医药管理局	国家卫生健康委、国家中医药管理局关于印发公立医院高质量发展促进行动（2021—2025年）的通知	国卫医发〔2021〕27号	2021年9月
国务院办公厅	国务院办公厅关于印发"十四五"全民医疗保障规划的通知	国办发〔2021〕36号	2021年9月
国家卫生健康委办公厅	国家卫生健康委办公厅关于加快推进检查检验结果互认工作的通知	国卫办医函〔2021〕392号	2021年7月
国务院医改领导小组秘书处	国务院医改领导小组秘书处关于印发《全国深化医药卫生体制改革经验推广基地管理办法（试行）》的通知	国医改秘函〔2021〕36号	2021年6月
国家卫生健康委办公厅、国家中医药局办公室	国家卫生健康委办公厅、国家中医药局办公室关于加快推进社区医院建设的通知	国卫办基层函〔2021〕317号	2021年6月
国家卫生健康委办公厅	国家卫生健康委办公厅关于成立推进分级诊疗与医疗联合体建设工作专家组的通知	国卫办医函〔2021〕301号	2021年6月
国家发展改革委、国家卫生健康委、国家中医药管理局、国家疾病预防控制局	国家发展改革委、国家卫生健康委、国家中医药管理局、国家疾病预防控制局关于印发《"十四五"优质高效医疗卫生服务体系建设实施方案》的通知	发改社会〔2021〕893号	2021年6月
国务院办公厅	国务院办公厅关于印发深化医药卫生体制改革2021年重点工作任务的通知	国办发〔2021〕20号	2021年5月

续表

发文机关	标题	文号	发布时间
国家卫生健康委、国家医疗保障局、国家中医药管理局	国家卫生健康委、国家医疗保障局、国家中医药管理局关于深入推进"互联网+医疗健康""五个一"服务行动的通知	国卫规划发〔2020〕22号	2020年12月
国家卫生健康委办公厅、国家医保局办公室、国家中医药局办公室	国家卫生健康委办公厅、国家医保局办公室、国家中医药局办公室关于印发紧密型县域医疗卫生共同体建设评判标准和监测指标体系(试行)的通知	国卫办基层发〔2020〕12号	2020年8月
国务院办公厅	国务院办公厅关于印发深化医药卫生体制改革2020年下半年重点工作任务的通知	国办发〔2020〕25号	2020年7月
国家卫生健康委、国家中医药管理局	国家卫生健康委、国家中医药管理局关于印发医疗联合体管理办法(试行)的通知	国卫医发〔2020〕13号	2020年7月
国家卫生健康委	卫生健康委关于全面推进社区医院建设工作的通知	国卫基层发〔2020〕12号	2020年7月
国家卫生健康委	国家卫生健康委关于学习贯彻习近平总书记重要指示精神进一步加强护士队伍建设的通知	—	2020年5月
中共中央、国务院	中共中央 国务院关于深化医疗保障制度改革的意见	—	2020年2月
国务院深化医药卫生体制改革领导小组	国务院深化医药卫生体制改革领导小组印发关于以药品集中采购和使用为突破口进一步深化医药卫生体制改革若干政策措施的通知	国医改发〔2019〕3号	2019年11月
国家卫生健康委、国家中医药管理局	关于开展城市医疗联合体建设试点工作的通知	国卫医函〔2019〕125号	2019年5月
国家卫生健康委、国家中医药管理局	关于推进紧密型县域医疗卫生共同体建设的通知	国卫基层函〔2019〕121号	2019年5月

续表

发文机关	标题	文号	发布时间
国家卫生健康委办公厅	国家卫生健康委办公厅关于开展社区医院建设试点工作的通知	国卫办基层函〔2019〕210号	2019年2月
国务院办公厅	国务院办公厅关于加强三级公立医院绩效考核工作的意见	国办发〔2019〕4号	2019年1月
国家卫生健康委办公厅	国家卫生健康委办公厅关于印发国家医学中心和国家区域医疗中心设置实施方案的通知	国卫办医函〔2019〕45号	2019年1月
国家卫生健康委、国家中医药管理局	关于印发全面提升县级医院综合能力工作方案（2018—2020年）的通知	国卫医发〔2018〕37号	2018年10月
国家卫生健康委、国家中医药管理局	关于进一步做好分级诊疗制度建设有关重点工作的通知	国卫医发〔2018〕28号	2018年8月
国家卫生健康委、国家中医药管理局	关于坚持以人民健康为中心推动医疗服务高质量发展的意见	国卫医发〔2018〕29号	2018年8月
国家卫生健康委、国家中医药管理局	关于印发医疗联合体综合绩效考核工作方案（试行）的通知	国卫医发〔2018〕26号	2018年7月
国务院办公厅	关于推进医疗联合体建设和发展的指导意见	国办发〔2017〕32号	2017年4月
国家卫生计生委	"十三五"国家医学中心及国家区域医疗中心设置规划	国卫医发〔2017〕3号	2017年2月
国务院	关于印发"十三五"卫生与健康规划的通知	国发〔2016〕77号	2016年12月
中共中央办公厅国务院办公厅	中共中央办公厅 国务院办公厅转发《国务院深化医药卫生体制改革领导小组关于进一步推广深化医药卫生体制改革经验的若干意见》	—	2016年11月
中共中央、国务院	中共中央 国务院印发《"健康中国2030"规划纲要》	—	2016年10月

发文机关	标题	文号	发布时间
国家卫生计生委办公厅、财政部办公厅	关于做好 2016 年县级公立医院综合改革工作的通知	国卫办体改函〔2016〕972 号	2016 年 9 月
国家卫生计生委、国家中医药管理局	关于推进分级诊疗试点工作的通知	国卫医发〔2016〕45 号	2016 年 8 月
人力资源和社会保障部	关于积极推动医疗、医保、医药联动改革的指导意见	人社部发〔2016〕56 号	2016 年 6 月
国务院深化医药卫生体制改革领导小组	关于增加上海等 7 省（区、市）开展综合医改试点的函	国医改函〔2016〕1 号	2016 年 5 月
国务院办公厅	关于印发深化医药卫生体制改革 2016 年重点工作任务的通知	国办发〔2016〕26 号	2016 年 4 月
国务院	关于整合城乡居民基本医疗保险制度的意见	国发〔2016〕3 号	2016 年 1 月
国务院办公厅	国务院办公厅转发卫生计生委等部门关于推进医疗卫生与养老服务相结合指导意见的通知	国办发〔2015〕84 号	2015 年 11 月
国务院办公厅	关于推进分级诊疗制度建设的指导意见	国办发〔2015〕70 号	2015 年 9 月
国务院办公厅	关于城市公立医院综合改革试点的指导意见	国办发〔2015〕38 号	2015 年 5 月
国务院办公厅	关于全面推开县级公立医院综合改革的实施意见	国办发〔2015〕33 号	2015 年 4 月
国务院办公厅	国务院办公厅关于印发深化医药卫生体制改革 2014 年工作总结和 2015 年重点工作任务的通知	国办发〔2015〕34 号	2015 年 4 月
国务院办公厅	国务院办公厅关于印发全国医疗卫生服务体系规划纲要（2015—2020 年）的通知	国办发〔2015〕14 号	2015 年 3 月
国家卫生计生委	国家卫生计生委关于印发 2015 年卫生计生工作要点的通知	国卫办发〔2015〕3 号	2015 年 1 月
国家卫生计生委	关于推进医疗机构远程医疗服务的意见	国卫医发〔2014〕51 号	2014 年 8 月

续表

发文机关	标题	文号	发布时间
国家卫生计生委办公厅	关于抓好 2014 年县级公立医院综合改革试点工作落实的通知	国卫办体改函〔2014〕504 号	2014 年 6 月
国务院办公厅	国务院办公厅关于印发深化医药卫生体制改革 2014 年重点工作任务的通知	国办发〔2014〕24 号	2014 年 5 月
国家卫生计生委、财政部、中央编办、国家发展改革委、人力资源和社会保障部	关于印发推进县级公立医院综合改革意见的通知	国卫体改发〔2014〕12 号	2014 年 3 月
国家卫生计生委	国家卫生计生委关于印发 2014 年卫生计生工作要点的通知	国卫办发〔2014〕4 号	2014 年 2 月
国家卫生计生委	关于印发深化城乡医院对口支援工作方案（2013—2015 年）的通知	国卫医发〔2013〕21 号	2013 年 9 月
卫生部	关于印发 2013 年卫生工作要点的通知	卫办发〔2013〕5 号	2013 年 1 月
国务院	关于印发卫生事业发展"十二五"规划的通知	国发〔2012〕57 号	2012 年 10 月
卫生部、国家中医药管理局、总后卫生部	关于深化城乡医院对口支援工作进一步提高县级医院医疗服务能力的通知	卫医管发〔2012〕60 号	2012 年 9 月
卫生部、国务院深化医药卫生体制改革领导小组办公室、中央编办、财政部、人力资源和社会保障部	关于做好 2012 年公立医院改革工作的通知	卫医管发〔2012〕53 号	2012 年 8 月
国务院办公厅	国务院办公厅印发关于县级公立医院综合改革试点意见的通知	国办发〔2012〕33 号	2012 年 6 月
卫生部办公厅	关于开展康复医疗服务体系试点评估工作的通知	卫办医政函〔2012〕375 号	2012 年 4 月
国务院	国务院关于印发"十二五"期间深化医药卫生体制改革规划暨实施方案的通知	国发〔2012〕11 号	2012 年 3 月

续表

发文机关	标题	文号	发布时间
卫生部办公厅	关于确定康复医疗服务分级医疗双向转诊试点重点联系城市的通知	卫办医政函〔2012〕180号	2012年3月
卫生部	卫生部关于印发《"十二五"时期康复医疗工作指导意见》的通知	卫医政发〔2012〕13号	2012年2月
卫生部	卫生部关于印发2012年卫生工作要点的通知	卫办发〔2012〕8号	2012年1月
卫生部办公厅	卫生部办公厅关于开展建立完善康复医疗服务体系试点工作的通知	卫办医政函〔2011〕777号	2011年8月
国务院办公厅	国务院办公厅关于印发2011年公立医院改革试点工作安排的通知	国办发〔2011〕10号	2011年2月
国务院办公厅	国务院办公厅关于印发医药卫生体制五项重点改革2011年度主要工作安排的通知	国办发〔2011〕8号	2011年2月
卫生部、中央编办、国家发展改革委、财政部和人力资源和社会保障部	关于印发公立医院改革试点指导意见的通知	卫医管发〔2010〕20号	2010年2月
国务院办公厅	关于印发医药卫生体制五项重点改革2009年工作安排的通知	国办函〔2009〕75号	2009年7月
卫生部、财政部、国家中医药管理局	关于印发《城乡医院对口支援工作管理办法（试行）》的通知	卫医管发〔2009〕72号	2009年7月
国务院	关于印发医药卫生体制改革近期重点实施方案（2009—2011年）的通知	国发〔2009〕12号	2009年3月
中共中央、国务院	关于深化医药卫生体制改革的意见	中发〔2009〕6号	2009年3月

第三章
中国实践篇

一 整合式卫生医护体系建设成就与评价

（一）建设成就

紧密型县域医疗卫生共同体（以下简称"紧密型县域医共体"）建设是实现分级诊疗和健康中国建设的重要抓手。[①]国务院办公厅发布的《关于推进分级诊疗制度建设的指导意见》提出"以强基层为重点完善分级诊疗服务体系"和"建立健全分级诊疗保障机制"，并提出了考核标准，旨在通过分级诊疗制度，实现合理配置医疗资源与促进基本卫生医护服务均等化等政策目标。该意见还指出，以提升基层卫生医护服务能力为导向，以业务、技术、管理、资产等为纽带，探索建立包括医疗联合体（以下简称"医联体"）、对口支援在内的多种分工协作模式，完善管理运行机制，被视为紧密型

[①] 国家卫生健康委员会基层卫生健康司、国家卫生健康委卫生发展研究中心组织编写《紧密型县域医疗卫生共同体建设典型案例（2021）》，中国人口出版社，2021，第1页。

县域医共体政策源头。虽然此时并未直接提出"医共体"，但"基层首诊、双向转诊、急慢分治、上下联动"的发展方向与构建卫生医护机构分工协作机制的思想，与本报告定义的整合式医疗服务"以预防为主、基层为重点、信息化为支撑、系统整合为路径"相符。2016 年，国家卫生计生委《关于开展医疗联合体建设试点工作的指导意见》指出，医共体是农村开展医联体建设的重点模式，要重点探索以县医院为龙头、乡镇卫生院为枢纽、村卫生室为基础的县乡一体化管理，并与乡村一体化有效衔接。

2017 年 4 月 23 日，国务院办公厅发布了《关于推进医疗联合体建设和发展的指导意见》（以下简称《指导意见》），明确指出逐步形成多种形式的医联体组织模式。全国贯彻执行《指导意见》之后，各地涌现出一批典型案例，包括深圳市罗湖区、安徽省天长市、河南省平顶山市宝丰县、山西省阳泉市、浙江省东阳市、广东省阳江市阳西县、福建省三明市、湖北省仙桃市、云南省大理市祥云县、贵州省遵义市、新疆生产建设兵团 71 师、华西二院与成都市高新区妇儿联盟等 50 多个案例。其中部分案例具有法人型紧密医共体特征，通过全专融合学科建设将基本保健下沉到社区和居民当中。有些是非法人的帮扶式以及总院筹资赋能基层开展慢性病管理、肿瘤筛查治疗、儿童或者老年人保健等。国家卫生健康委数据显示，截至 2023 年 2 月，118 个城市开展城市医联体试点，在 827 个县（市、区）开展县域医共体试点。① 相关数据显示，全国共组建县域医共体 4028 个。②

充分发挥县级医院的城乡纽带作用和县域龙头作用，形成县、乡、村三级卫生医护机构分工协作机制，构建三级联动的县域医疗服

① 白剑峰：《"主要健康指标居中高收入国家前列：人民健康水平显著提升"》，《人民日报》2023 年 2 月 26 日，第 1 版。

② 《全国已建 4028 个县域医共体》，新华社网站，2021 年 11 月 30 日，http：//www. gov. cn/xinwen/ 2021-11/ 30/ content_5654991. htm。

务体系。根据《指导意见》，逐渐形成如下4种医联体模式：城市医疗集团（如深圳市罗湖医院集团）；紧密型县域医共体（如浙江省德清县紧密型医共体）；跨区域专科医联体（见专栏3-1）；远程医疗协作网（见专栏3-2）。①前两种属于法人型紧密医共体，"共"在维护健康；后两种属于非法人型松散医联体，"联"在学科建设。

专栏3-1 北京儿童医院专科联盟

2012年，北京22家市属三级医院儿科建立了"北京市儿科综合服务平台"，支持服务下沉，向城区和县域居民提供服务。2017年，首都儿科研究所牵头组建北京市儿科学科协同发展中心，使得市属医院儿科联系更加紧密。2013年，跨省专科联盟——北京儿童医院集团组建，与各省级儿童医院实现"六个共享"（专家共享、临床共享、科研共享、教学共享、预防共享和管理共享），加大基层儿科人才培养力度，带动全国儿科共同发展，探索在全国建立"病人不动、医生动"的医疗服务新模式，为百姓有序就医提供便利。经过5年发展，初步建立全国儿科四级医疗服务体系，成员单位辐射24个省份近1800家。2018年，进一步推动儿科紧密型医联体建设，相继挂牌成立北京儿童医院天坛诊疗中心、世纪坛诊疗中心。数据显示，2018年门（急）诊量比2017年下降约14%，外地患儿占比也下降到41%。同时，医联体许多成员单位门（急）诊量呈现明显增长。

专栏3-2 舟山群岛网络医院

早在2007年，舟山市就开始尝试远程医疗。2015年7月，"舟山

---

① 《医联体全面铺开！详解全国医联体四种模式》，健康界网站，2019年4月10日，https://www.cn-healthcare.com/articlewm/20190410/content-1049386.html。

群岛网络医院"的蓝图在全市铺开，一个平台统一、多家远程服务中心共享、基层远程服务站点全面覆盖的远程医疗协作网逐步成形：5个远程医疗服务中心落户5家舟山市三级医院，下联52个基层远程医疗服务站点；13个专科门诊在"云端"开设；100多名拥有副高以上职称的专家常年坐诊，与1600多名基层医务人员"面对面"会诊、教学。一间间"云诊室"紧密连接着城市与海岛，众多病人不用出岛就能享受到专家的会诊服务。通过整合市、县（区）、乡镇、社区（村）四级医疗资源，舟山市打造了覆盖舟山群岛的远程医疗协作网，使居民就近享受大医院的优质医疗服务。统计数据显示，"舟山群岛网络医院"开通1年时，全市有20余万名患者从中受益，其中远程专家会诊3541人次、远程临床会诊254人次、远程心电诊断4201人次、远程放射诊断114434人次、社区预约挂号1404人次、网络预约转诊93465人次，"舟山群岛网络医院"受到了广大群众的欢迎。

2018年7月，国家卫生健康委与国家中医药管理局联合印发《关于印发医疗联合体综合绩效考核工作方案（试行）的通知》，旨在进一步完善医联体内部的绩效考核，充分调动各级各类医疗机构参与医联体建设的积极性。同年，国家卫生健康委在山西省召开全国县域综合医改现场会，要求各地按照"县强、乡活、村稳、上下联、信息通、模式新"的思路推进县域综合医改，重点是按照县乡一体化、乡村一体化原则建设紧密型县域医共体。①

2019年5月，国家卫生健康委印发《关于开展紧密型县域医疗卫生共同体建设的通知》，明确提出完善县域医疗卫生服务体系、深化体制机制改革、提升服务能力和质量、建立健全保障机制等要求，

---

① 《对十三届全国人大二次会议第2552号建议的答复》，国家卫生健康委网站，2020年7月6日，http：//www.nhc.gov.cn/wjw/jiany/202007/2717db83db364263b7cf6ab9761c21e3.shtml。

进一步推动建立目标明确、权责清晰、分工协作的新型县域医疗卫生服务体系，逐步形成服务、责任、利益、管理共同体。同时，国家卫生健康委办公厅发布了《关于开展紧密型县域医疗卫生共同体建设试点的指导方案》，吸取了安徽、浙江等地的经验，提出每个县根据地理位置、服务人口、现有卫生医护机构设置和布局等情况，组建若干个（一般为1~3个）以县级医疗机构为龙头，其他若干家县级医疗机构及乡镇卫生院、社区卫生服务中心为成员单位的紧密型县域医共体，强化行政力量，整合人财物，完善医保总额付费等多种付费方式，促使紧密型县域医共体在部分地区全面铺开，为地区性医疗服务的内部交易创造有利的市场环境。2019年8月，国家卫生健康委办公厅、国家中医药管理局办公室发布了《关于印发紧密型县域医疗卫生共同体建设试点省和试点县名单的通知》，确定山西省、浙江省为紧密型县域医共体建设试点省，北京市西城区等567个县（市、区）为紧密型县域医共体建设试点县（市、区）。

截至2023年，我国在整合式卫生医护体系管理体制和运行机制、服务体系建设及基层服务强化方面获得了重要经验，在构建优质高效的卫生医护体系和强基层方面取得积极进展和成效（见表3-1）。

表3-1 中国整合式卫生医护体系建设发展成效

类型	主题	说明	进展和成效
医联体管理和建设情况	城市医疗集团	城市医疗集团试点情况	2019年在118个城市开展了城市医联体的建设试点工作，2023年在81个试点城市开展紧密型城市医疗集团建设试点
	县域医共体	紧密型县域医共体建设情况	2021年，全国县域医共体试点区县增加至827个，634个区县符合紧密型标准，占76.7%。在827个县（市、区）开展紧密型县域医共体试点，已有超过70%落实了人员和药品的统一管理，超过90%实现了医共体内检查检验结果互认，试点地区县域内就诊率超过90%

续表

类型	主题	说明	进展和成效
医联体管理和建设情况	县域医共体	紧密型县域医共体信息互联互通、资源共享、区域检查检验结果互认情况	76.5%的试点县落实信息互联互通；信息互联互通成为重要评判标准，县域医共体内建立卫生健康信息共享平台，推进化验、影像等资源共享，推动区域检查检验结果互认等要求已得到落实
	跨区域专科联盟	跨区域专科联盟情况	截至2021年底，我国已组建大约5600个跨区域专科联盟
	远程医疗协作网	远程医疗协作网覆盖情况	全国89.5%的城市医疗集团和县域医共体在内部实现远程医疗。远程医疗协作网已覆盖所有地级市的2万余家医疗机构
医疗服务体系建设情况	技术赋能	全民健康信息互联互通情况	国家级全民健康信息平台基本建成，所有的省份、85%的市、69%的县建立了区域全民健康信息平台，全国建成1700多家互联网医院，7000多家二级以上公立医院接入区域全民健康信息平台，260多个城市实现区域内医疗机构就诊"一卡（码）通"，2200多家三级医院初步实现院内互通
	分级诊疗	分级诊疗与双向转诊情况	截至2021年底，双向转诊人数达2880万人，年增长率为19%；将下转患者人次作为公立医院绩效考核指标之一
	医疗中心	国家医学中心、国家区域医疗中心的建设情况	全国共设置10个类别的国家医学中心和儿童类别的国家区域医疗中心，建设50个国家区域医疗中心
	医疗资源下沉	县医院能力建设和发展情况	截至2022年底，87.7%的县医院达到了二级医院能力，45.6%的县医院达到了三级医院能力，全国县医院医疗服务能力和管理能力进一步提升
强基层情况	家庭医生	家庭医生服务情况	全国所有的地市和县（市、区）普遍开展签约服务，已组建43万个家庭医生团队，超过147.8万家庭医生为签约居民提供卫生医护服务

续表

类型	主题	说明	进展和成效
强基层情况	全科医生	每万人口拥有全科医生人数变化情况	截至 2021 年底,每万人口拥有全科医生 3.08 人,较 2020 年增长 6.2%;基层卫生医护机构诊疗服务占比达 50%以上
	基层卫生医护机构	基层卫生医护机构水平和能力建设情况	基层卫生医护机构中,社区卫生服务中心(站)共有 36160 个(其中社区卫生服务中心 10122 个、社区卫生服务站 26038 个),乡镇卫生院有 34943 个,诊所和医务室有 271056 个,村卫生室有 599292 个。村医队伍中执业医师和执业助理医师的比例从 2011 年的 18.5%上升到 2021 年的 41.5%,社区卫生服务中心和乡镇卫生院服务能力标准颁布实施

主要成就如下。一是建立医共体法人式管理和运行机制。以深圳市罗湖医院集团为例,其实现了卫生资源及人财物统一管理,集团设立社区服务部,对社康中心实现了院办院管、共享域内医疗资源,部分专科医生下基层收入高于在总院的收入。以浙江大学医学院附属第二医院（以下简称"浙大二院"）为例,其跨区域、学科建设医联体,将远程医疗协作网覆盖省内和省外地区,为基层医疗机构赋能。二是在医疗服务体系建设方面,技术赋能得到加强,全民健康信息互联互通逐步实现,支持基本保健服务下沉,支持家庭医生首诊转诊连续服务。每万人口拥有全科医生人数不断增加,基层卫生医护机构水平和能力得到了进一步提升,为居民提供更加优质的基层医疗服务。

（二）成果评价

1. 紧密型县域医共体评价政策

紧密型县域医共体建设涉及资金、行政、组织、服务提供和临床,旨在在县域这一特定区域内加强治疗和护理部门内部和之间的联系、协调与协作。2018~2023 年，各地方出台了一系列整合式卫生医护体系建设考核政策（见表 3-2），包括政策执行情况、管理效果、技术水平、服务质量等多个方面的指标，为客观评价整合式卫生医护体系建设情况提供了依据。

表 3-2　2018~2023 年整合式卫生医护体系建设考核政策

时间	政策文件	考核要求
2023 年	《关于进一步完善医疗卫生服务体系的意见》	优化资源配置,加强人才队伍建设,推进能力现代化;加强分工合作,促进分级诊疗,推进体系整合化;提高服务质量,改善服务体验,推进服务优质化;加强科学管理,压实责任,推进管理精细化
2022 年	《关于印发医疗机构检查检验结果互认管理办法的通知》	明确各级医疗机构开展检查检验结果互认工作
2020 年	《关于印发紧密型县域医疗卫生共同体建设评判标准和监测指标体系（试行）的通知》	a. 服务质量和效率:监测医共体的服务质量和效率,包括患者满意度、治愈率、好转率等指标。b. 资源利用和成本效益:评估医共体的资源利用情况和成本效益,包括人力、物力、财力等方面的投入和产出。c. 上下联动和协同发展:评估医共体内部各医疗机构之间的联动和协同发展情况,包括转诊机制的有效性、远程医疗服务的开展情况等。d. 社会效益和长期发展:评估医共体的社会效益和长期发展情况,包括提高基层卫生医护机构的能力和服务水平,推动卫生医护事业的可持续发展等方面的影响
2019 年	《关于加强三级公立医院绩效考核工作的意见》	将双向转诊作为医联体绩效考核的指标之一

时间	政策文件	考核要求
2019 年	《关于在医疗联合体建设中切实加强中医药工作的通知》	明确要求推进中医医院牵头组建多种形式的医联体，促进中医药优质资源下沉基层，充分发挥好中医药在治未病、疾病治疗和疾病康复中的重要作用
2018 年	《关于印发医疗联合体综合绩效考核工作方案（试行）的通知》	医联体综合绩效考核是推进医联体建设、构建分级诊疗制度的重要内容，有利于促进优质医疗资源上下贯通，引导公立医院主动帮扶基层
2018 年	《关于规范家庭医生签约服务管理的指导意见》	引导家庭医生签约服务工作逐步走上规范化、制度化轨道
2018 年	《互联网诊疗管理办法（试行）》《互联网医院管理办法（试行）》《远程医疗服务管理规范（试行）》	规范互联网诊疗行为，发挥远程医疗服务积极作用，提高医疗服务效率，保证医疗质量和医疗安全

2020 年以来，政策层面明确了紧密型县域医共体"责任共同体、管理共同体、服务共同体、利益共同体"的核心特征，紧密型县域医共体建设进入了规范化发展阶段，包括医疗保障付费机制、评价机制和监管措施。2020 年 2 月，中共中央、国务院下发的《关于深化医疗保障制度改革的意见》强调探索对紧密型医联体实行总额付费，加强监督考核，落实结余留用、合理超支分担，有条件的地区可按协议约定向医疗机构预付部分医保资金，缓解资金运行压力。2020 年，国家卫生健康委、国家中医药管理局发布《关于印发医疗联合体管理办法（试行）的通知》，旨在规范医联体建设管理、完善医联体运行管理机制。同年 8 月，国家卫生健康委办公厅、国家医保局办公室、国家中医药管理局办公室 3 个部门联合发布《关于印发紧密型县域医疗卫生共同体建设评判标准和监测指标体系（试行）的通知》。

　　紧密型县域医共体建设监测指标体系由4个一级指标（见图3-1）和26个二级指标组成。一级指标"有序就医格局基本形成"下设7个二级指标，包括县域内住院人次占比、县域就诊率、县域内基层医疗卫生机构门急诊占比、县域内基层医疗卫生机构中医药门急诊占比、牵头医院下转患者数量占比、慢病患者基层医疗卫生机构管理率、基层医疗卫生机构人均收入与牵头医院人均收入的比值；一级指标"县域医疗卫生服务能力提升"下设6个二级指标，包括牵头医院是否达到县级综合医院或中医医院综合能力推荐标准、牵头医院出院患者三四级手术比例、区域内万人口全科医生数、牵头医院帮助基层开展新技术、新项目的数量，"优质服务基层行"活动达到基本标准和推荐标准的机构数量及国家基本公共卫生服务项目实施情况；一级指标"医疗卫生资源有效利用"下设6个二级指标，包括牵头医院医疗服务收入占医疗收入的比例、基层医疗卫生机构医疗服务收入占医疗收入的比例、基层医疗卫生机构医师日均担负诊疗人次、基层医疗卫生机构床位使用率、牵头医院人员经费占业务支出比例、基层医疗卫生机构财政补助收入占总收入的比例；一级指标"医保基金使用效能提升"下设7个二级指标，包括医保基金县域内支出率（不含药店）、县域内基层医疗卫生机构医保基金占比、医保考核结果、县域门诊次均费用、参保人员住院次均费用、住院费用实际报销比、参保人员年住院率。

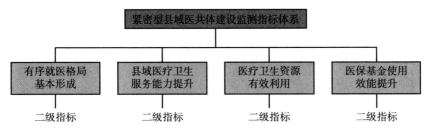

图3-1　紧密型县域医共体建设监测指标体系

2021 年以来，加强紧密型县域医共体建设成为深化医改和推动乡村振兴的重要抓手。2021 年 11 月国务院发布的《"十四五"推进农业农村现代化规划》将加快紧密型县域医共体建设作为全面推进乡村建设、提升农村基本公共服务水平的关键步骤。2022 年 4 月国务院办公厅发布的《"十四五"国民健康规划》强调强化国民健康支撑与保障，将加快建设分析诊疗体系作为深化医改的重点工作。该规划还对城市医疗集团和县域综合医改进行了解读，指出"加强城市医疗集团网格化布局管理，整合医疗机构和专业公共卫生机构，为网格内居民提供一体化、连续性医疗卫生服务。加快推动县域综合医改，推进紧密型县域医共体建设，推进专科联盟和远程医疗协作网发展"。2023 年 2 月 23 日，中共中央办公厅、国务院办公厅印发《关于进一步深化改革促进乡村医疗卫生体系健康发展的意见》，进一步明确了紧密型县域医共体建设的重要性，并进一步明确了管理方式、医保支付方式、激励机制、绩效考核等方面的要点（见表 3-3）。

表 3-3　《关于进一步深化改革促进乡村医疗卫生体系健康发展的意见》要点

改革方向	政策要求
管理方式	在编制使用、人员招聘、人事安排、绩效考核、收入分配、职称评聘等方面赋予更多自主权，推动实行人财物统一集中管理
医保支付方式	对紧密型县域医共体实行医保基金总额付费，加强监督考核，建立结余留用、合理超支分担机制，落实医共体牵头医疗卫生机构对医共体内各成员医疗卫生机构规范合理使用医保基金的内部监督管理责任，强化激励约束
激励机制	鼓励对医共体内各医疗卫生机构负责人实行年薪制
绩效考核	强化医共体绩效考核，引导资源和患者向乡村两级医疗卫生机构下沉
其他	加快推动乡镇卫生院与县级医院用药目录衔接统一、处方自由流动；开展中医治未病服务

2.紧密型县域医共体评价指标体系

基于实现人人享有基本保健三角价值链的全球共识和健康中国战略,紧密型县域医共体评价指标体系应包括如下内容(见图3-2)。

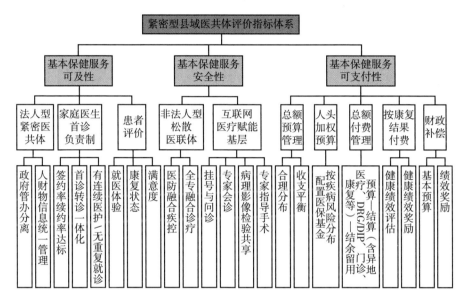

图 3-2　紧密型县域医共体评价指标体系

一级指标包括基本保健服务可及性、基本保健服务安全性和基本保健服务可支付性。

在基本保健服务可及性指标下设立 3 个二级指标,包括法人型紧密医共体、家庭医生首诊负责制、患者评价,并设立 8 个三级指标,包括政府管办分离、人财物信息统一管理、签约率续约率达标、首诊转诊一体化、有连续医护/无重复就诊、就医体验、康复状态、满意度。

在基本保健服务安全性指标下设立 2 个二级指标,包括非法人型松散医联体、互联网医疗赋能基层,并设立 6 个三级指标,包括医防融合疾控、全专融合诊疗、挂号与问诊、专家会诊、病理影像检验共享、专家指导手术。

在基本保健服务可支付性指标下设立 5 个二级指标，包括总额预算管理、人头加权预算、总额付费管理、按康复结果付费、财政补偿，并设立 8 个三级指标，包括合理分布、收支平衡、按疾病风险分布配置医保基金、预算—结算（含异地医疗、DRG/DIP、门诊、康复等）—结余留用、健康绩效评估、健康绩效奖励、基本预算、绩效奖励。

三级指标共有 22 个。在此基础上，采集临床数据和医保支付数据建立评估模型，进一步开展定量评估。

二 典型案例分析

2021 年以来，由《中国医院院长》杂志社、清华大学医院管理研究院等组成的整合式医疗课题组（以下简称"课题组"）通过"走出去"和"请进来"的方式开展研究。课题启动会和研讨会采取线下和线上相结合的方式，邀请各地相关领导和专家分享研究和实践成果，并参与案例讨论。此外，课题组深入全国 30 多个县（市、区）进行访谈学习，发现典型案例，用数据展现中国整合式医疗的发展。本节将分享浙大二院、四川省宜宾市、浙江省湖州市德清县、浙江省嘉兴市嘉善县、河南省巩义市、深圳市大鹏新区、深圳市宝安区、广西壮族自治区柳州市、南宁市上林县和海南省及保亭黎族自治县（以下简称"保亭县"）等基于整合式医疗推动紧密型县域医共体建设的实践经验。

（一）非法人型松散医联体建设

1. 浙大二院：发挥医联体大学科建设功能

浙大二院创建于 1869 年，是浙江省西医发源地、全国首批三级甲等医院，获中国质量领域官方最高认可，是中国质量奖提名奖、浙江省政府质量奖获得者。浙大二院现有解放路院区、滨江院区两大综合院区及多个专科院区，正在建设未来医学中心。该院锚定"世界一流医院"目标，找准定位、合理布局，发挥跨区域学科建设引领作用，赋能基层提高医护服务质量，走上高质量发展之路。

1.1 医疗卫生"山海"提升工程的背景与治理范围

浙江省卫生医护事业的改革发展一直走在全国前列，其对医联体的探索不断深入。自 2012 年创新性开启优质医疗资源"双下沉、两提升"的市级医院与县级医院双向紧密合作后，浙江省基层卫生医护服务能力逐步提升，县域医共体发展迅速。2017 年，浙江省开展县域医共体建设试点后，初步构建了"省市带县、县统乡、乡联村"的整合式卫生医护服务体系，由此形成了"德清经验"与"湖州模式"。在浙江省内和省外部分基层卫生医护机构均可以看到浙大二院互联网医疗赋能基层的影子，在全国范围内走出了充满活力的高质量发展之路。

2021 年，党中央、国务院印发《关于支持浙江高质量发展建设共同富裕示范区的意见》，浙江省担起了建设共同富裕示范区的重任，用"浙江之窗"展现"中国之治"，奋力谱写中国式现代化的浙江新篇章。在国家政策的引导助力下，2021 年浙江省政府出台了《浙江省卫生健康委关于实施医疗卫生"山海"提升工程助推山区 26 县跨越式高质量发展意见的通知》，决定开展医疗卫生"山海"提升工程，以提升县级医院医疗服务能力为核心目的，推动县级医院高质量发展，实现医疗领域的"共同富裕"。

医疗卫生"山海"提升工程包括以浙大一院、浙大二院、浙大邵逸夫医院为代表的 13 家省级优质三甲支援医院与龙泉医院、松阳医院、遂昌医院等 26 县的受援医院，其中浙大二院拥有 7 家受援医院，在所有支援医院中数量最多，责任重大、任务艰巨。

1.2 医疗卫生"山海"提升工程的操作流程

《浙江省卫生健康委关于实施医疗卫生"山海"提升工程助推山

区 26 县跨越式高质量发展意见的通知》提到，13 家支援医院帮助山区 26 县实现"3342X"能力提升，到 2025 年受援医院全面达到国家县级医院医疗服务能力推荐标准。主要任务可以分为以下三点（见图 3-3）。

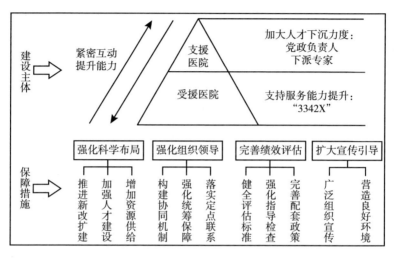

图 3-3 医疗卫生"山海"提升工程主要任务

一是支持服务能力提升（见图 3-4）。各支援医院重点帮助受援医院提升"3342X"服务能力：第 1 个"3"指推进县域胸痛、卒中、创伤三大救治中心能力建设，提升县域危急重症救治能力和抢救成功率；第 2 个"3"指做强做优县域影像、病理、检验三大共享中心，强化各科室的技术支撑作用；"4"指重点帮扶临床专科不少于 4 个，着力提升专科技术能力和质量水平，持续强化县域医共体的引领带动作用；"2"指提升医院管理和公共卫生服务两项能力；"X"指鼓励各地在完成省定目标任务的基础上，结合实际探索自主合作内容。

二是加大人才下沉力度（见表 3-4）。各支援医院党政主要负责人到受援医院调研指导工作每年不少于 2 次；各支援医院下派专家每周工作不少于 4 个工作日，每月在岗人数不少于 12 人，均应具有中

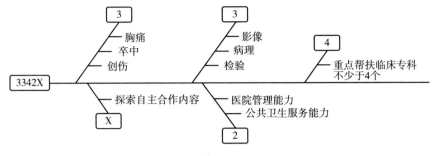

图 3-4 "3342X" 服务能力

级以上职称，其中高级职称人数占比不低于 2/3；派出人员担任受援医院领导的，应连续工作不少于 2 年；派出人员担任受援医院科室主任的，应连续工作不少于 1 年；派出的其他医务人员应在受援医院连续工作不少于半年。

表 3-4 下沉人才分类与下沉频率

下沉人才分类	下沉频率
各支援医院党政主要负责人	调研指导每年 ≥2 次
各支援医院下派专家	每周工作 ≥4 个工作日；每月在岗 ≥12 人 高级职称人数占比 ≥2/3
担任受援医院领导	连续工作 ≥2 年
担任受援医院科室主任	连续工作 ≥1 年
其他医务人员	连续工作 ≥0.5 年

三是强化科学布局。加强县域基层卫生医护人才队伍建设，按照"输血+造血"要求制定受援医院托管重点专科人才培养方案，强化进修培训、一对一导师制等制度，进一步增加医疗资源供给，切实解决县域医疗基础设施不足、卫生人才短缺、服务能力不强等问题，满足当地百姓就近看病、看得好病的需求。

四是强化组织领导。省卫生健康委进一步落实定点联系制度，相关领导对定点县（市、区）的联系督导每两月不少于 1 次；县卫生健康局每月向分工负责同志联系对接不少于 1 次。

五是完善绩效评估。省卫生健康委同有关部门健全医疗卫生"山海"提升工程绩效评估标准，重点强化对优质医疗资源下沉、医疗服务能力提升的指导、督导和检查。

六是扩大宣传引导。广泛宣传组织实施医疗卫生"山海"提升工程的重要意义和实际成效，为山区 26 县卫生健康事业高质量发展营造良好的社会环境。

1.3　评估工作

医疗卫生"山海"提升工程的省内评估由省卫生健康委负责。评估对象为 13 家支援医院与 26 县的受援医院，评估程序为机构自评、现场复核、综合考评、结果应用，评估结果分为优秀、良好、合格、不合格，其中自评报告主要为受援医院本年度的工作计划实施情况、上年度绩效考核相关问题整改情况、专家下沉情况、"3342X"服务能力提升情况与亮点经验。

1.4　成绩与经验

经过两年多的实践，浙大二院在开展医疗卫生"山海"提升工程方面取得了一系列阶段性成果：持续下沉常驻专家 315 人次，服务近 300 万人；域内就诊率提升至 90% 以上；专门面向基层医生培养的"山海·飞鹰"计划为基层培养学员 83 名，他们学成回院后作为骨干扛起推动学科跨越式发展的重任。医疗卫生"山海"提升工程纵向整合了优质医疗资源，重塑了患者的就医路径；通过双向下沉，提高了县域就诊率，形成了上下联动的病源流动协作机制，方便患者就医，缓解了省级三甲医院的就诊压力；填补了县级医院多项技术空白，大大补齐了受援医院的服务能力短板，提高了人民群众的幸福感、获得感。

医疗卫生"山海"提升工程作为浙江省打造共同富裕示范区的一环，得到了国家层面的肯定。在 2023 年 3 月国家发展改革委《关于印发浙江高质量发展建设共同富裕示范区第一批典型经验的通知》中，医疗卫生"山海"提升工程作为典型经验被提及。

医疗卫生"山海"提升工程的经验可以分为以下几点。第一，做强做优"三大救治中心"和"三大共享中心"，有针对性地进行医疗领域的"精准扶贫"，从基层患者最需要的服务下手。26县已全面建成县域胸痛、卒中、创伤救治中心，并统筹运用数字技术，全面推进县域影像、病理、检验共享中心建设，提升了县域危急重症救治能力和抢救成功率。第二，逐步形成自身优势学科。围绕县域疾病特点和转外就医较多的病种，累计共建重点帮扶临床专科149个，共建重点临床专科的CMI（病例组合指数）均值同比提升8.36%，建有县域龙头学科52个。第三，优化管理系统，临床、管理能力大幅提升。持续加强医院管理，促进公共卫生服务能力提升，累计完善更新县级医院管理制度和技术规范3000余项。第四，重视人才"传帮带"，鼓励基层医师向上交流培训，并返乡进一步指导帮扶，形成人才循环体系。累计通过"师带徒"方式培养县级医务人员827名；县级医院至城市医院进修、培训人员达857名；开展管理经验交流培训412场次。其中，浙大二院开办"山海·飞鹰"青年骨干高级研修班，累计招收学员61名，已毕业33名，在原县域内享受研究生学历待遇并在职称发展上有所侧重，有效改善了基层留不住人的困境。

1.5 展望和建议

医疗卫生"山海"提升工程作为浙江省加强医联体建设、实现医疗领域"共同富裕"的关键政策，在全国医联体建设中具有创新性与前瞻性。未来需要全面推进医疗卫生"山海"提升工程发展，为外省医联体建设提供"浙江经验"。

一是进一步加强省市医院协作帮扶，紧扣"3342X"服务能力目标要求，强核心专科、抓重点专病、补薄弱专科，强化"自主造血"功能，发挥县域医共体龙头辐射作用，实现"一家带动一片"，奋力推进山区海岛县卫生医护事业的高质量发展。

二是继续派出专家团队与管理团队，建立健全县级医院内部的科学管理运行机制。专家团队运用教学查房、门急诊出诊、病历讨论、手术带教等方式，全面提升重点专科服务能力，加强人才建设，同时运用数字化技术，做强县域影像、病理和检验共享中心，全面提升基层卫生医护服务能力。

三是构建"省—县—基层"闭环就医格局，疏通上下转诊信息渠道，实现基层首诊、分级就诊、双向转诊的就医格局。

四是针对人才培训工作，加强面向患者需求的更加系统的学科建设，通过"山海·飞鹰"计划、职能部门"挂帅"等方式，地方政府充分支持，县级分院深度参与，培养出有水平、有素质、让患者满意的优质人才。

2. 四川省宜宾市：构建基层癌症防治工作联盟

宜宾市位于四川省南部，处于川、滇、黔三省接合部，以及金沙江、岷江、长江交会地带。2022 年末，宜宾市户籍总人口为 548.4 万人，户籍人口城镇化率为 37.68%，常住人口为 461.8 万人。2022 年宜宾市地区生产总值（GDP）为 3427.84 亿元，居四川省第 3 位、全国第 95 位，首次进入三线城市行列。

2.1 主要制度安排

2.1.1 实施癌症防治网格化管理

宜宾市癌症防治工作联盟及其网格化体系建设的主要措施如下：基于国家癌症中心的要求以及四川省肿瘤疾病登记现状对宜宾市癌症防治中心的任务进行分解。主要包括：推动癌症防治网格化体系覆盖县区，选取定点示范机构；将防治关口再前移，强化健康管理，落实体检转介；进行人群的全生命周期管理，建立人群专病队列，积极落实随访随诊；规范诊疗质量控制工作，各级质控中心、工委会积极合作并进行多学科会诊（MDT）；进行培训与巡讲，组织开展院内癌症防治大会，并下沉县区进行巡讲；面向社会大众进行健康教育与科普，更加多元地落实癌症防治工作，做到务实有效。

2.1.2　制定癌症防治工作的具体执行方案

在组织架构方面，院内癌症防治工作委员会、市医学会肿瘤学专委会、市癌症防治中心办公室、市肿瘤性疾病质控中心、城市医联体、专科联盟、国家试点肺癌质控中心等各级组织机构通力合作、各司其职，建立了完整、分工清晰的组织架构。在制度机制方面，建立规章制度，推进机制建设。建立案例管理、技术管理、诊疗质控、病案质控等规章制度，并推进专病 MDT、督导质控、培训巡讲。在绩效考核方面，建立绩效考核体系、监管体系。

2.1.3　完善癌症防治体系建设

宜宾市构建省—市—县（区）三级网格化癌症防治体系，宜宾市第二人民医院作为四川省"国家标准化癌症筛查推广与管理中心"试点单位，主要承担以下工作。第一，积极协助市卫健委建立健全全市癌症防治体系，会同疾控机构制定并贯彻落实全市癌症防治规划和实施方案。第二，指导各县区和各级各类医疗机构开展癌症规范化诊疗工作，开展相关培训、技术指导、癌症筛查以及早诊早治工作，加快提升区域癌症综合防治水平。第三，按照癌症诊治技术规范和有关标准，推广适宜技术，探索有效的癌症防治服务模式，同时加强学术交流和国内国际合作，提升全市癌症防治科研和应用能力。第四，承担市卫健委交办的其他癌症防治相关任务。

2.1.4　癌症防治信息化建设

宜宾市建立了"筛查—预警—监测—诊疗—随访"全过程管理信息系统。积极参与癌症筛查项目，进行持续改进。加强多维度的人群队列建设，进行长远谋划，提供高质量的诊疗服务。此外，宜宾市全力推进临床试验高质量发展，助力三级国考、学科建设、国产替代以及原研创新。

2.2 经验与总结

以下几点值得关注。第一，市癌症防治中心形成了"病因预防、临床前预防、临床预防"三级预防体系，强化了公立医院的公共卫生职能，打造了医防融合的"联合体"。第二，市癌症防治中心建立全面的癌症登记与监测系统，实现了癌症数据的及时采集、分析和共享，为制定全面的癌症防治政策和方案提供了依据，为科学合理地配置资源和开展重点工作提供了支持。第三，市第二人民医院作为四川省"国家标准化癌症筛查推广与管理中心"试点单位，建立了完善的癌症筛查机制。通过社区和乡镇卫生院等基层医疗机构与上级医院相互协作，开展常见癌症的筛查项目，并将筛查结果进行及时回访和跟进，注重发挥社区在癌症防治工作中的作用，与社区卫生服务中心和家庭医生签约，建立长效管理机制，提供定期的健康指导和服务，探索了全人群、可持续的全生命周期管理模式。第四，组织院内癌症防治大会，并下沉县区进行巡讲、培训等一系列工作，提升了医务人员的工作能力，提高了基层医务人员对癌症防治的认识和技术水平。

（二）法人型紧密医共体建设

1. 浙江省湖州市德清县：紧密型县域医共体告别重复就医

2022年，德清县人均GDP达到22038.8美元，常住人口的人均预期寿命达到82.73岁。2018~2022年，德清县连续5年获得浙江省公立医院综合改革评价优秀县。课题组就其实现整合式医疗和告别重复就医的经验进行了实地访谈与学习。2022年，在财政预算没有改变的情况下，德清县的基层医务人员增加3倍，收入从2018年的10.2万元提高到17.03万元，公立医院与乡镇卫生院/社区医院年均收入比从2∶1降至1.5∶1。

1.1 主要制度安排

近年来，德清县通过推动人财物及信息和管理的一体化，促进当地老百姓从医防融合、全专融合、医养结合中受益，医保、医疗、医药协同发展。

全县公立医院全部纳入紧密型县域医共体建设，通过改造医院管理的 HRP 系统，实现"机构管理一盘棋""人员调配一家人""财务管理一本账""薪酬分配一个包""数据共享一张网"，结束了重复就医，实现了整合式医疗。给人印象最深刻的是县卫健部门的职能转换，实现了人财物放权，实实在在地支持法人型紧密医共体的建设。政府关心的是居民就医可及性、居民健康指数、医务人员收入特别是基层医疗机构人员收入以及县域医疗体系建设。

德清县"医共体医保支付机制改革方案"（以下简称"德清方案"）突出了"健康中心、机制建设"两个重点。具体做法如下。一是合理制定预算总额。在省市控制目标下，财政、卫健、医共体共同协商和制定全市年度医保支出增长率和预算总额。二是采用人头加权预算。引入年龄、参保患者就诊平均月数等指标，开创了按照参保患者疾病风险配置医保基金的先河。三是规范医共体预算指标。四是优化结算方式。门诊、住院按月结算，拨付病组分值付费额的 90%；异地就医费用从总额中扣除。五是当医共体年度使用基金总额小于调整后年度预算总额时，结余部分的 70% 直接支付给定点医疗机构，30% 根据医共体绩效考核结果支付；考核指标包括医共体组织建设、病历入组率、次均费用、再入院率、谈判药落实、医防融合、全专融合、服务下沉、维护健康等；要求医共体负责制定与医保绩效考核导向一致的薪酬分配制度。2020 年，德清县医保基金首次出现负增长，结余额达到 1.4 亿元。总体而言，做到以下几点很重要：利益相关方真心合作、共同决策；做好预算、信息披露；坚守信用，年初承诺年末兑现。

课题组的总结如下："三医联动"推动紧密型县域医共体建设落地可以借鉴浙江省的经验；德清县卫健部门职能转变是到位的；县医

保支付改革正在从病组分值付费向紧密型县域医共体总额付费发展，并在人头加权预算和绩效考核方面获得部分经验。

1.1.1 新市健康保健集团调研情况

法人型紧密医共体建设方面，由德清县第三人民医院作为牵头医院，联合 4 家镇卫生院（新市镇中心卫生院、钟管镇中心卫生院、禹越镇卫生院、新安镇卫生院）共同组成新法人，约覆盖全县人口的 35%。以"六统一""三强化"为主要内容进行医共体建设：统一机构设置、统一人员招聘使用、统一信息共享、统筹医保支付、统一医疗资源调配、统一财务管理；强化签约服务、强化分级诊疗、强化公共卫生。集团下属分院、村卫生室绩效考核统一，通过院内补偿机制改变政府购买服务当量计算方式，从集团层面确定适用于下属分院的公卫指标及当量值，具体考核到个人。通过"一站式"联合门诊、全专联合门诊、远程协助等同质化管理模式和阶梯式服务体系，实现信息化、数字化、资源共享、协同发展，建立了以患者为中心的整合式就诊模式，告别了重复就医的历史。

非法人型松散医联体建设方面，新市健康保健集团根据区域就医需求和学科建设发展需要，引入德清县第三人民医院包括神经内科、神经外科、呼吸内科、心血管内科、耳鼻咽喉科、重症医学科、麻醉科、护理、院感、血透等专业在内的 20 名高级职称专家专职常驻，并担任学科执行主任，负责学科建设。集团建立了学科建设绩效考核制度，专职常驻专家服务不少于 2 年，与集团学科主任、医务人员朝夕相处，形成了事业为重、感情深厚的"一家人"团队。细分临床二级学科，提升学科能力。在原来大内科、大外科基础上细化临床二级学科，设立 10 个临床专科学组。由常驻专家担任执行主任进行带教、指导，在促进学科建设的同时带动人才培养，增强专科服务能力和基层服务能力，乡镇卫生院恢复了 1~2 级手术。经过一系列的改革工作，学科能力、人才队伍建设能力、科研创新能力、医院管理能力得到提升。从"层层检查"到"互联互通"，全面实现信息化赋能，社区医疗检验结果可以送至集团进行诊断（纳入绩效）或送至德清县第三人民医院专家诊断（计价付费），基本实现了急慢分治、双向无障碍转诊，避免了重复就医。

家庭医生签约服务方面，组建了包含基层医务人员、公卫人员、县级专科医生在内的家庭医生服务团队，制定了《德清县家庭病床管理办法》。2022 年，建立了家庭病床 158 张，为签约群众提供诊疗、慢性病随访、健康体检等医疗与公共卫生服务，针对签约居民健康状况和需求，为其提供个性化服务包，如上门拆线换药、上门导尿、上门艾灸等康复服务。在慢性病管理、双向转诊方面取得成效。

数字化医疗赋能方面，课题组参观了新市健康保健集团的区域影像中心，对药事管理和智慧药房及支持转诊的信息系统和操作规程进行了调研。

1.1.2　武康健康保健集团调研情况

武康健康保健集团由德清县人民医院、德清县中医院两家县级医院牵头建立，下设 8 个乡镇卫生院为集团分院，包含 77 家村卫生室，覆盖约 65% 的常住人口。

医防融合、全专融合强基层。明确牵头医院和成员单位的功能定位，实行差异化发展；基层开设全专联合门诊、专科工作室、联合病房；加强基层常见病、多发病诊疗、中医服务功能建设。在综合医改方面，经过三轮医疗服务价格调整，医疗服务收入占比从 2017 年的 29.04% 提高到 2022 年的 37.67%，医务人员经费支出占业务支出的比例达到 45.60%，2022 年基层医务人员平均工资待遇同比增长 6.37%。

整合式医疗和总额付费使集团获益。医保以集团为单位实行"总额预算、结余考核留用、合理超支分担"，门诊按人头、住院按病组分值实行复合型结算管理，病组权重向高难度和基层倾斜。集团大力开展重症攻关，降低了域外就医占比，提高了基层服务能力、签约服务率和居民信任度，结束重复就医，强化健康管理。2020 年，集团获得医保分值付费的结余留用额为 7613 万元，2021 年的结余留用额为 7638 万元。

1.1.3　德清县卫生健康局调研情况

通过对德清县卫生健康局的调研发现，德清县大力开展以健康为中心的整合式卫生医护服务，主要做法如下。第一，提升基层健康服务能力。在医防融合方面，将疾病防控、妇幼保健等公共卫生资源融入医共体，实行"两员一中心一团队"工作机制，向医共体派驻 2 名公共卫生专员和 12 名联络员。设立公共卫生管理部和 5 个慢病防治指导中心。在流程链条融合方面，设立连续医疗服务中心，优化省、县、镇三级医疗机构转诊、入院检查、出院回访等服务。设立健康管理中心，提供健康体检、检后回访、个性化复检等闭环服务。在重点人群服务融合方面，县、镇婴幼儿照护服务中心实现全覆盖，提供老年人流感疫苗免费接种、慢病基础药物免费使用等服务。第二，促进公立医院高质量发展。以重点帮扶、全面托管等形式开展合作，医共体党委书记和院长由合作医院下派，并根据医院发展目标下派副院长。20 名高级职称专家专职常驻，开展新技术、新项目 42 项，成功创建省级重点专科 4 个、市县级重点专科 13 个和重点学科 15 个，强化了 MDT 建设。

取得的成效如下。第一，经过多年的实践探索，德清县通过开展"三位一体"的整合式卫生医护服务，在促进医疗总费用合理增长（2018~2022 年平均增幅为 4.36%）、居民健康水平稳步提高（人均预期寿命增加 1.66 岁）的同时，在服务能力、诊疗结构、费用结构、医保收支等方面取得较大成效。第二，德清县人民医院、德清县第三人民医院 CMI 分别由 2017 年的 0.7463、0.6859 上升到 2022 年的 1.0001、0.8547，3 级、4 级手术占比分别由 2017 年的 12.25%、

7.33%上升到 2022 年的 27.98%、19.92%。2023 年，德清县人民医院成为三级乙等综合性医院，在全国 3037 家同级医院绩效考核中位列第四，德清县第三人民医院顺利完成二级甲等综合医院评审。第三，5 家乡镇卫生院恢复或新开展了 1~2 级手术，实现等级卫生院全覆盖，一半以上的乡镇卫生院获评"全国满意乡镇卫生院"，7 家乡镇卫生院达到"优质服务基层行"活动推荐标准，成功创建全市首家（唯一）社区医院。第四，通过总额包干、绩效考核、留用分担的医保支付方式，激励医共体优化县域内和县域外诊疗结构，促使医共体从"多治病赚钱"向"少支出省钱"转变，实现结构优化、分级诊疗和医防融合等价值导向，县域内就诊率达 90.31%，基层就诊率达 72.24%。第五，医共体主动压缩药品等成本支出，规范医生不合理诊疗行为，药占比逐年下降，体现医生劳务价值的医疗服务收入占比逐年上升，2019 年以来，在医疗能力大幅提升的情况下，医疗总收入增幅和门诊、住院均次费用增幅基本控制在 5% 以内，2022 年药品耗材收入占比达 35.49%（药占比达 22.19%），医疗服务收入占比达 37.77%。第六，基本医保参保率达 99.92%，城镇职工医保、城乡居民医保县域政策范围内住院报销比例分别达 87.94%、70.97%，普通人群、困难人员大病保险起付线分别降至 2 万元、1 万元，报销比例分别提升至 70%、80%。医保基金支出增长率持续下降，2020 年医保基金支出首次呈负增长，同比下降 14.23%。2020 年、2021 年和 2022 年，全县医保基金结余分别为 1.4 亿元、1.3 亿元和 1.0 亿元，医共体结余留用占比达 85% 以上，医保基金可支付能力总体呈提高趋势。

医保支付方式改革的重点是以价值为导向支持整合式医疗。具体内容如下。一是合理确定年度医共体预算总额。城镇职工医保和城乡居民医保参保人员年度发生的所有统筹基金包干于医共体，结合上年基金支出、本年筹资和基金支出增长率，合理确定医共体当年预算总额，增强医共体基金"守门"意识。二是按人头科学测算各医共体包干总额。根据不同医保险种参保属地、参保人员年龄结构确定医共体包干的参保人员和月支付标准，并计算当年各医共体包干总额。参保人员就医可自由选择医疗机构，增强医共体服务意识。三是结合考核进行基金结算。按照月度和年度两种方式进行医保基金结算，围绕筹资支付侧、服务供给侧和患者需求侧3个维度进行年度考核，依据考核结果确定医共体结余留用或超支分担金额，增强医共体行业自律意识。

1.1.4 德清县医保局调研情况

加强紧密型县域医共体总额预算管理，可以强化医共体"健康守门人"意识，促使医共体加强辖区内群众健康管理，以"健康包干、人头付费"为路径，按照"全人群、全口径"原则制定总额预算下按人头付费方案。一是合理确定预算总额。根据宏观经济发展水平、物价水平、上年基金增长率等综合因素确定当年基金增长率。二是科学分配医共体额度。按照职工、居民参保患者分别进行人头分配，并确定月支付标准，分为"60周岁及以下"和"60周岁以上"两类，再进一步确定医共体年度预算总额。三是明确医共体预算指标。各险种基金增长率和医共体年度基金预算总额确定后，由医保经办机构以通知形式下发医共体，并报县基本医疗保险领导小组成员备案。

1.2 经验与总结

以下4个亮点值得关注。第一，对健康中国内涵的理解到位。德清县是中国最早探索建设紧密型县域医共体的县，"以健康为中心"切实落实到德清县政府的工作方针、规划和考核之中。第二，政府职能和管理体制改革到位。德清县积极探索人头加权、总额付费机制和绩效考核制度，医保付费底层逻辑发生转变，相关工作初见成效。第三，紧密型县域医共体运行机制的构建到位。德清县在推动政府职能转变的基础上，通过非法人型松散医联体建设促进了专家与专科的融合，通过法人型紧密医共体建设促进了专科与全科的融合。第四，通过整合式医疗结束重复就医见到效果。德清县非法人型松散医联体和法人型紧密医共体建设大数据显示，县域整合式卫生医护体系和一体化就医信息系统正在形成，居民就医成本管理得到加强，重复就医的现象正在减少，异地就医占比开始降低。这个结果逐渐接近价值医疗的目标。

2. 浙江省嘉兴市嘉善县：肿瘤早筛早治嵌入紧密型县域医共体建设

嘉善县总面积为 506.59 平方公里，2021 年户籍人口为 41.73 万人，2022 年 GDP 为 863.48 亿元。2023 年 5 月 22 日，课题组一行到嘉善县就县中医医院牵头的紧密型县域医共体建设情况及癌症早筛项目进行调研。

嘉善县中医医院是一所集医疗、科研、教学等功能于一体的综合性三级乙等中医医院。2019 年，该医院作为牵头医院与 2 家县级医疗机构、2 家乡镇卫生院、2 家社区卫生服务中心及 43 个社区卫生服务站共同组建紧密型县域医共体。该医院坚持"精中通西、济世救人"的办院宗旨，积极发挥中医药特色优势，获评国家级农村医疗机构针灸理疗康复基地、省级基层常见病多发病中医药适宜技术推广基地，并形成 5 个特色鲜明、疗效明显的专科专病群。其中，中医妇科为省级中医药重点学科；中医骨伤科、肿瘤科为省级中医药重点专科；中医内科、中西医结合神经内科为市级重点学科；自创的"武塘"中医药服务品牌在县域内具有较高影响力；"唐氏妇科""濮氏伤科"入选非物质文化遗产代表性项目名录。

2.1　主要制度安排

2.1.1　改革管理体制

按照"一家人、一本账、一盘棋"的模式进行建设，经费原来由县级卫健局下拨，现改为医共体整体进行医疗经费财政预算。公共卫生经费由嘉善县卫生主管部门（肿瘤防治所、疾控中心）进行管理。医共体实行统一法人与两级管理体制。所有下属单位为中层机构，县级单位领导进入党委班子，基层医疗机构不进党委班子，参加按季度召开的党委扩大会议，沟通工作情况。医共体全面依托总院行政职能科室，统筹设立了九大管理中心，在医共体党委领导下实行"统筹管理"。

促进医防融合。医共体成员单位天凝镇卫生院（嘉善县中医医院天凝分院）依托医共体资源共享平台，建立了嘉兴市首家"医防融合工作室"，设立了慢性病专病门诊。医共体专家导师、卫生院专病医生、公共卫生专管员和社区家庭医生共同参与，建立了"九个一"机制，探索针对高血压、糖尿病等慢性病的医防融合型的连续性健康管理模式，使辖区群众更便捷地享受到优质的基层卫生医护服务。同时，结合中医疗法，提高基层医疗机构的专科特色治疗能力，使居民有实实在在的获得感。全科医生能力得到提升，慢性病控制率得到提高，逐步形成"小病在社区、大病进医院、康复回社区"的就医格局。以健康促进为中心，将肿瘤筛查与治疗纳入医共体。筛查出高危人群后，通过内部流程转诊到上级医院，治疗后再转诊到基层医疗机构康复，流程上全部打通，无须患者重复就医。

加强全专融合科室建设。依托医共体资源优势规划各分院学科发展，共同建设康复、慢支、慢阻肺、肿瘤晚期等慢性病联合病房，填补了乡镇卫生院二级手术的空白。成立了 16 个全专科门诊、11 个中医全专科门诊，积极打造"中医特色优势融合专科专病诊治"模式。4 家分院全方位植入中医药元素，2021～2022 年，共培养 20 多名基层中医药服务人员，为超万名社区百姓提供中医药服务，中医药服务门诊人次同比增长了 7%。

提高服务可及性。到上级医院就诊的患者会被通知其家庭医生进行健康管理和持续跟踪，并纳入家庭医生绩效考核。2018～2020 年，基层医疗机构年门诊人次占医共体年门诊总人次的比重持续增长，分别为 52.3%、55.0%、55.5%；截至 2021 年 7 月，医共体双向转诊病人 7390 人次，其中下转基层 5721 人次。医共体建设以来，基层就诊率逐年提高，双向转诊成效显著，医疗服务能力和综合管理能力明显提升，患者就医体验得到改善，医护资源浪费减少。

综上所述，嘉善县中医医院增强自身能力建设，通过统筹管理带动成员单位共同发展，由粗放式发展转向内涵式建设、精细化管理，提升了服务质量，强化了医共体综合实力。目前，医共体已初步建成"基层扶植有力、中医特色明显、文化融合显著"的整合式卫生医护服务体系。接下来，医共体如何强化行政机制和内部合作机制，找到一种可持续发展的机制，仍需要不断探索。

2.1.2 提升服务能力

嘉善县中医医院党委副书记、院长于学斌介绍了医院的基本情况以及医疗服务能力提升的具体情况。第一，心病科快速发展，常规开展各类心脏介入治疗，2022 年完成各类冠状动脉介入操作 500 多例，服务能力在全县处于前列。第二，针灸推拿康复科与骨伤科、疼痛科、妇科、皮肤科、中医内科、眼科等门诊开展合作，提供针刺、中药熏蒸等 20 余项中医治疗服务，提高了临床治疗效果和各科室中医治疗率。第三，急诊救治能力提升，危重病人抢救成功率明显提高。推进胸痛、卒中、创伤等急诊三大中心建设，通过与 ICU 整合优化资源配置、完善管理制度和流程，建立医疗救治绿色通道，实现一体化 MDT 综合救治。第四，外科适度扩大规模。开展了内镜下脑出血微创清除术、3D 打印颅骨修补术、肺段切除术等手术，骨科、脑外科、胸外科等学科能力在县域处于领先地位。总之，按照"中医专科化、内科外科化、外科微创化"的发展方向，医院学科布局不断完善和升级，二级学科全面开展，服务能力实现跃升。

通过联合病房解决重复就医问题，实现"小病在社区、大病进医院、康复回社区"的就医格局。第一，推进信息系统一体化。实现资源整合、统筹调配和流程优化，建设"联合病房一张床"，保障医共体内危急重症患者快速得到救治，助力轻症慢病患者就近康复，有效提高了县域就诊率和基层就诊率。第二，推进就诊模式"一次性"。分院将重症患者通过绿色通道直接转到总院救治，急性病转为康复期的病人由总院及时转回联合病房，由总院和分院医务人员共同提供全程、无缝、同质化的后续治疗、康复和护理服务，使医共体内部不同层级医疗机构之间的优质资源共享，让老百姓在家门口享受县镇一体化的优质医疗服务，联合病房的发展将使老百姓更有"医"靠。

2.1.3 嵌入肿瘤防治

一是嘉善县肿瘤防治所的基本情况。1987 年 5 月，成立嘉善县肿瘤防治办公室，核准编制 3 人。1988 年 7 月，与原浙江医科大学肿瘤研究所合作成立浙江医科大学肿瘤所嘉善研究室。1990 年 7 月，嘉善县编制委员会批准成立嘉善县肿瘤防治所。嘉善县肿瘤防治所的主要职能为：癌情监测（肿瘤登记监测报告）；死因监测（全死因登记监测报告）；肿瘤预防（肿瘤控制）；肿瘤流行病学调查及科研。此外，嘉善县于 20 世纪 90 年代初建成高质量恶性肿瘤监测报告系统，并率先成为世界卫生组织国际癌症研究中心（IARC）恶性肿瘤发病死亡监测点，是我国最早的恶性肿瘤发病死亡监测点之一，也是我国唯一的肿瘤登记数据连续 4 次被《五大洲癌症发病率》收录的县级肿瘤登记处以及国际癌症登记协会的成员单位和全国肿瘤登记中心示范基地。

二是大肠癌筛查背景及其措施。在 1977 年开展的全国第一次全死因回顾调查（1974～1976 年）中发现，嘉善县居民大肠癌粗死亡率为每 10 万人 26.19 人（全国平均为每 10 万人 4.00 人），调整死亡率为每 10 万人 22.65 人（全国平均为每 10 万人 3.65 人），位居全国县级单位之首。1978 年，嘉善县被确定为"全国大肠癌防治研究高发现场";2005年12月,嘉善县被确定为"全国大肠癌早诊早治示范基地";2006年,全县基线调查工作完成;2007年下半年,大肠癌早诊早治项目(中央财政转移支付项目)正式启动。基于上述背景,嘉善县于1972~2021年进行了4次(5轮)大肠癌筛查,并围绕肿瘤诊疗服务与管理能力建设、肿瘤精准防控等不断创新工作模式,提升大肠癌防治工作实效。

三是大肠癌筛查经验。其一,政府主导开展工作。其二,多方合作推进大肠癌筛查工作,如癌症早筛车是上药云健康负责执行的大型移动公益筛查项目,主要为居民进行"四癌四病"筛查,包括乳腺癌、宫颈癌、前列腺癌、胃癌以及高血压、高血脂、身高体重、慢阻肺。癌症早筛车进村对于家庭医生实施"四癌四病"全生命周期管理具有重要意义。其三,将大肠癌筛查纳入各级医疗机构考核指标。其四,五级财政保障为项目高质量、高标准完成打下了坚实基础。

四是大肠癌筛查成效。第一,各项数据明显改善。2007~2022年开展的全县2轮大肠癌早诊早治项目有35万名县域居民参与,累计完成免费肠镜检查5万多人,发现肠内病变1.9万例,检出大肠癌431例,其中早期大肠癌占比近60%,检出癌前病变1.4万例,各项筛查指标均超过技术规范要求。2020年,调整发病率下降到每10万人22.00人,发病率上升趋势得到遏制;调整死亡率由2006年的每10万人11.22人下降到每10万人8.96人,下降20.14%;大肠癌5年生存率提高到63%;大肠癌早诊早治率提高到94%。第二,科研创新能力得到提升。与浙江大学肿瘤研究所合作的"我国大肠癌高危人群防治的基础与临床应用研究"项目获得国务院颁发的国家科学技术进步奖二等奖,实现嘉善县科研史上国家科学技术进步奖"零的突破"。嘉善县确定了一系列结直肠癌显著影响因素,构建了结直肠癌数量化筛检模型,提出了适合我国国情的结直肠癌序贯筛查方案,该方案成为国家卫生健康委推荐方案,并通过国家重大公共卫生服务项目在 27 个省份的城市癌症早诊早治项目和 11 个省份的农村结直肠癌筛查项目中获得应用，惠及全国。第三，已经建立稳定、良好、互联互通的登记系统，具备向多癌种筛查进发的基础。嘉善县肿瘤登记处已完成和各部门、各信息系统的对接，包括省级、市级医院和肿瘤防控办公室，全人群死因登记系统、医保系统、县级医院、乡镇卫生院、村卫生室之间实现互联互通。

五是下一步工作。基于国家癌症中心积累的千万级肿瘤大数据以及多年的癌症防治工作实践，嘉善县下一步将采取国家规范技术和方案，将癌症防控关口前移并对患者进行全周期健康管理，同时开展居民电子健康档案建立、癌症风险因素暴露水平科学评估及个体化健康干预和指导等。

2.2 经验与总结

综上所述，如下四个亮点值得关注。第一，嘉善县基于对健康中国内涵的深刻理解，推动和深化了体制改革、机制建设。政府通过转变功能对医疗机构实行管办分离，支持法人型紧密医共体建设，调动和发挥了医疗机构和医务人员的积极性，推动全专融合、服务下沉，实现了强基层的目标。第二，紧密型县域医共体由中医医院牵头构建，发挥了中医优势，形成了更加积极的中西并重、中西结合的服务模式。有利于提高康复质量并改善患者体验。第三，将肿瘤筛查纳入医共体建设。医防融合不仅是医疗和疾控融合，疾病筛查能够很好地融合也是非常关键的。嘉善县的肿瘤筛查工作时间久且覆盖面广，纳入全专融合、医共体建设能够很好地与家庭医生进行一体化管理，进而从源头维护居民健康。第四，整合就医模式见成效。嘉善县的实践证明，通过紧密型县域医共体进行医护资源配置，能够推动医疗机构去行政化，有效减少重复就医，优化分级诊疗，同时改善医院设备和环境、提高医务人员待遇、降低患者负担。第四，精神卫生科室对阿尔茨海默症的预防、控制纳入医共体建设。嘉善县中医医院对阿尔茨海默症患者进行的前期干预取得实质性进展，令人欣慰。课题组预测结果显示，到 2033 年，全国阿尔茨海默症患者预计达到 4000 万人。国外研究数据显示，早期干预可以促使 14%～40%的阿尔茨海默症患者保持自理生活状态。嘉善县紧密型医共体的特殊专科建设是一大亮点，为实现健康老龄化做出了贡献。

3. 深圳市大鹏新区医疗健康集团：打造紧密型医疗健康集团的"深圳样板"

大鹏新区别称"大鹏半岛"，位于深圳市东南部，总面积为 600 平方公里，常住人口约为 18 万人。2020 年全区 GDP 为 340.35 亿元。2017 年，深圳市第二人民医院（以下简称"深圳二院"）牵手大鹏新区，组建深圳市首家"市级医院—区级医院—社康机构"三级联动的医疗健康集团。通过"1 家市级牵头医院+3 家区级公立医院+21 家社康机构"的"1+3+21"服务链新模式，统筹推进优质医疗资源扩容及下沉，发挥高水平医院的引领作用，实行一体化、同质化运营，形成独具特色的紧密型医疗健康集团的"深圳样板"。

3.1 主要制度安排

3.1.1 公立医院科学定位，带动偏远地区共同发展

深圳二院始建于 1979 年，位于广东省深圳市福田区笋岗路，是一所医疗、教学、科研、康复、预防保健和健康教育"六位一体"的三级甲等综合性医院。在国家深化医疗体制和公立医院改革、构建强基层的卫生医护体系的过程中，深圳二院开始思考自己的定位，做出了决策。一是对标省医学中心建设形成临床重点专科群，积极开展临床创新和科技转化，大力开展疑难危重症诊断质量技术攻关，建设高水平的医院。2019～2022 年，深圳二院临床医学学科全球排名在前 1%，同时排国考第 52 名、广东省第 4 名。二是牵头大鹏新区建设紧密型医疗健康集团，探索建立"区域医疗中心+基层医疗集团"的整合模式，打造优质高效的卫生医护体系。

3.1.2 大鹏新区紧密型医疗健康集团建设

坚持政府主导，做好顶层设计。医改是政府层面的宏观系统工程，涉及面较广，需各级政府部门的协调与合作。大鹏新区与深圳二院就紧密型医疗健康集团运作中发现的体制机制问题及时做出调整，厘清了当地卫生健康行政部门与集团之间的权责，突破了行政分级管理体制，优化了各级机构的分工定位，实现了跨层级、跨部门的医疗资源有效整合。

在管理体制上，建立统一的法人治理结构（见图 3-5）。3 家区级医院为深圳二院分院，形成跨区域上下联通的责任共同体。深圳二院领导班子为集团领导班子，院长兼任集团及各分院院长、法定代表人，同时委派 1 名集团执行院长及数名集团职能部门负责人负责具体工作，集团总会计师由大鹏新区委派。集团与区级卫生健康主管部门厘清权责，实现区属公立医疗机构所有权与经营权的分离。通过上述顶层设计，集团在资源配置、整体规划、服务质量等方面展现明显优势，建立了不同层级医疗机构、不同类型医疗机构、不同行政部门之间的整合与协同关系，在短时间内体现整合效益。整合大鹏新区葵涌人民医院、妇幼保健院、南澳人民医院 3 家区级公立医院及所辖 21 家社康机构，构建"市级医院—区级医院—社康机构"三级联动的紧密型医疗健康集团。

在运行机制上，积极畅通市、区不同层级间的沟通协作渠道，理顺紧密型医疗健康集团管理体制，实施"12 个一体化"运营机制。深圳二院作为集团牵头单位，担任核心医院角色，主要提供急危重症和疑难复杂疾病的诊疗服务，同时负责学科建设、人才培养、科研教学等职责。大鹏新区公立医院实施差异化特色发展，诊治常见病、多发病，推动全科与专科融合，打造全科医学高地，衔接市级医院与社康机构上下融合发展。社康机构做好社区居民健康"守门人"，开展基本医疗、公卫服务、健康管理等。

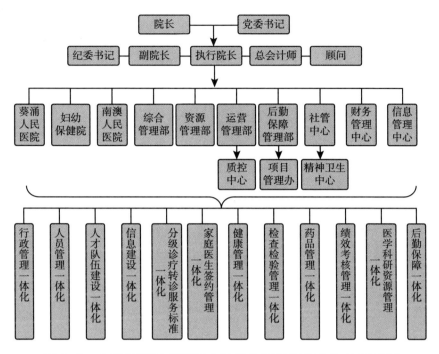

图 3-5 大鹏新区紧密型医疗健康集团组织架构和治理机制

在人才队伍建设方面,打破人员交流壁垒,建立各分院间岗位管理、聘用和人员交流调配机制。依托深圳二院品牌和口碑,逐渐统一招聘配置,把好人才入口,进一步优化人才结构。建立各分院定期选派医务人员到深圳二院培训进修提升机制,派驻深圳二院专家以专家门诊、技能培训、科研合作、学术交流、业务查房等"师带徒、传帮带"方式开展人才培养,提升当地医务人员能力。该模式有别于对口支援的"点对点"特征,跨区域紧密型医疗健康集团可以借助三级医院的专业优势、管理优势等,在融合本地优势的前提下带动整个区域的医疗服务水平提升、健康意识转变,真正做到从"输血"到"造血"的转变。推动三溪高源社康中心建设成深圳二院全科规培基地协同基地,成为深圳大学医学部全科实习基地,弥补了当地全科医学教育空白。构建全专结合的"医学院校—高水平医院—社康机构"三级联动培训新模式，实现对家庭医生的培养和认证考核，鼓励医务人员参加全科医学转岗培训、岗位培训。集团成立以来，累计引进人才 582 人，委派深圳二院 36 个专科 50 余名专家共 12814 人次定期下沉大鹏新区开展带教手术 2534 例，诊疗 11.5 万人次，培训医务人员 3 万余人次，选派 300 余名管理人员、业务骨干到深圳二院等市三甲医院进修学习。

在学科建设发展方面，整合区域内医疗资源，完善基本学科建设，建设重点学科。深圳二院选派相关学科带头人入驻相应科室负责学科建设，将深圳二院先进的科室管理模式植入各分院，提供全方位全流程的临床、教学指导，提高分院自身"造血"功能。集团成立以来，累计建成 28 家名医工作室，创建 8 个区级重点学科，成立全市首个植物人促醒平台，建成深圳市唯一的集数字化康复评估和基础研究于一体的"脑重塑康复实验室"，实现医疗卫生"三名工程"在全区公立医院全覆盖，结束了当地无卒中定点救治医院的历史，南澳人民医院七娘山护理院获批成为第二批广东省医养结合示范机构，形成大鹏新区公立医院"院有特色、科有专攻、人有专长"及部分医学科从无到有、从弱到强的高质量发展新格局。

在医学科研资源整合方面，打通国家、省市层面科研项目及继续教育项目申报渠道，统一管理科研工作及医疗卫生"三名工程"团队。搭建深圳二院与各分院的医学科研实验共享平台，通过资源整合与一体化管理，提升学科发展水平和科研能力。集团成立以来，获批国家自然科学基金委项目 2 项、国家及省市继续教育项目 22 项、省市区级科研基金项目 36 项，均实现"零的突破"；开展新技术新项目 198 项，发表学术论文 258 篇。

3.1.3　优化双向转诊，构建连续医疗服务新模式

推动大鹏新区人口与健康信息化建设，实现公立医疗机构间互通、医疗资源共享，提供自助挂号、缴费、查询及打印检查结果等

"一站式"便民服务，推动大鹏新区率先成为全市第一个区内公立医院全部通过电子病历系统应用水平 4 级评审的区域。搭建深圳二院与大鹏新区公立医疗机构间的远程放射影像、远程病理、远程心电诊断等医疗检查服务共享平台，在三溪高源社康中心成立远程诊疗工作室，与深圳二院实现 5G 云会诊，通过"病人不动、标本动、信息动"的方式，逐步实现"基层检查、医院诊断"，不断将优质资源及医疗服务下沉到基层，有效提高诊疗效率，使辖区居民在家门口就能享受到与市级三甲医院同质化的医疗服务。自 2020 年开展远程会诊以来，完成远程计算机断层扫描（CT）34985 例、核磁共振（MRI）7662 例、心电图 30826 例。

联动深圳二院建立紧密型医疗健康集团内牵头医院与基层卫生医护机构病人转诊纵向流动和业务分工协作机制，提供各分院与深圳二院之间的双向转诊交通车，畅通集团内双向转诊"绿色通道"。2022 年，双向转诊人数较集团成立之初上升 196.82%。

编写医疗健康服务手册。明确各层级机构的服务、职责范围以及收治患者的标准，通过建立双向转诊管理网络、预留转诊名额和建设家庭医生联动病房等多种方式，强化各环节分工协作，实现分级诊疗转诊服务标准一体化。

坚持强基层原则。大鹏新区受限于地理位置、经济基础、人口规模等因素，卫生医护基础相对薄弱，社康机构专科病人数量相对较少，设施及药品不齐全，集团根据实际情况及时调整策略，通过多种方式优化人才资源配置，成立由市级医学专家组成的慢病团队，为全科医生提供专业指导，建立基层医务人员与深圳二院间的培养交流机制，根据当地特点因地制宜地建立"1+N"社康机构管理模式，优化健康管理服务，推出"团队服务+家庭管理"精神卫生管理新模式，较好地推进了强基层、补短板的医改工作。大鹏集团率先成立全市首家社区精神卫生服务管理中心，结合国内外经验探索新的社区服务管理之路，将管理和服务在基层有机结合，建立专业精神卫生团队（由全科医生、心理咨询师、全科护士、专职精神卫生社工和精神科医生组成），以医生和护士为主导，以社工为主体力量下沉基层，提供"专业服务+家庭管理"的居家康复模式。专职团队全面了解患者情况，进行分级管理，对相关患者建立慢病专案管理。针对不同康复阶段患者，采取"社区+家庭"互助服务，建档立卡，提供全周期管理服务。针对严重精神障碍患者，充分发挥三级联动和双向转诊的体系优势，形成了"市级专业医院+集团精神卫生中心+社区精神卫生小组"全人群健康管理体系，实现辖区内患者全方位"闭环式"管理。

3.2 主要经验总结

以下3个亮点值得关注。一是政府职能转变的样板。为支持深圳二院和大鹏新区医疗健康集团的建设，财政部门构建了"以事定费、购买服务、专项补助"的补偿机制。二是公立医院科学定位的标杆。坚持系统思维，结束了医院单体发展的做法，科学制定发展战略。三是"学科联盟+紧密型医共体"的成功案例。以"大手拉小手"的方式，实现了跨区域学科建设医联体和紧密型医共体的结合，在发挥自身优势的同时带动福田区和大鹏新区医疗服务水平提升、健康意识转变，做到了"精准健康扶贫"，是全国范围内三级公立医院带动偏远基层地区共同发展的成功案例。

2022年，课题组用基本保健服务"可及性、质量与安全、成本与绩效"三角价值模型，对大鹏新区紧密型医疗健康集团的运行绩效进行了定量基础上的定性评估（见图3-6）。评估结果显示了以下几点。第一，大鹏新区的基本保健服务可及性大幅提高，区内就诊率达到75.02%，3家分院向深圳二院上转患者1154人次，深圳二院向3家分院下转患者1205人次；新冠疫情期间社康中心接诊率大幅提升。第二，基本保健服务质量与安全提升，大鹏新区抢救成功率从2017年的87.57%提升到2021年的96.26%，2022年患者满意度位居全市第一。第三，集团固定资产增长、医疗服务收入增长、医保收入增长，1 家医院亏损，2 家医院盈余；药占比从 2017 年的 43.67% 降至 2021 年的 19.05%，医务人员劳务收入占比提高 11.03 个百分点。评估结论如下：深圳市大鹏新区紧密型医疗健康集团的制度设计和运行绩效是成功的，具有可操作性，作为典型案例对医疗资源配置不均衡的地区具有较大的示范作用。

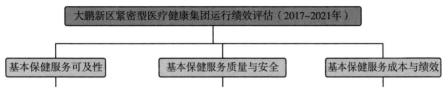

图 3-6　大鹏新区紧密型医疗健康集团运行绩效评估结果

4. 海南省：推动紧密型县域医共体建设

4.1　海南省

4.1.1　主要制度安排

2021 年，海南省人民政府办公厅发布《关于海南省构建网格化紧密型医疗卫生服务体系的实施意见》，提出通过 3~5 年努力，在全省构建以国家区域医疗中心和省级临床医学中心为引领、公益性城市医疗集团和紧密型县域医共体为主体的网格化紧密型医疗卫生服务体系，推进优质医疗卫生资源下沉和医防融合，进一步完善分级诊疗制度，增强医疗卫生服务整体性和连续性，全面实现"小病不进城、常见病多发病不出县、大病不出岛"和人均预期寿命达到81岁的目标，为海南自由贸易港建设提供强有力的公共卫生安全和健康保障。这是全国第一个全省统一推动紧密型医疗卫生服务体系建设的案例。海南省在县一级（含县级市和洋浦经济开发区）按照县乡一体、以乡带村的原则，组建以县级医院（含中医医院）为龙头，专业公共卫生机构、乡镇卫生院和社区卫生服务中心为成员单位的紧密型县域医共体。原则上，服务人口少于30万人的县，只组建1个紧密型县域医共体，鼓励在保留法人资格的前提下，将县级卫生医护机构整合成立健康中心或健康集团，并作为牵头单位；服务人口超过30万人的县，可组建1~2个紧密型县域医共体。

具体行动计划如下。2021年，启动国家区域医疗中心和省级临床医学中心建设，完成了全省紧密型县域医共体建设规划。2022年，海南推动全省8个城市医疗集团和23个紧密型县域医共体完成了机构组建、班子配备等外部治理体系和内部管理框架的搭建，建设经验获得国家高度肯定，并在全国做经验交流，基层卫生医护人才激励机制改革全面推开，基层卫生医护机构诊疗人次同比增长12.67%。实行理事会治理结构或牵头医院党委领导下的院长负责制，各成员单位法人资格、机构性质、人员身份、投入保障和资产权属保持不变，其法定代表人原则上由牵头医院法人代表担（兼）任。赋予医共体在人员招聘、内设机构、岗位设置、中层干部聘任、内部绩效考核、收入分配、职称聘任等方面的自主权。紧密型县域医共体牵头医院率先对成员单位实行行政、人员、财务、质量、药械、信息"六统一"管理，城市医疗集团逐步实施。2023年，医共体内资源和要素整合基本到位，网格化紧密型医疗卫生服务体系开始正常运转。预计到2025年，具有海南特色的网格化紧密型医疗卫生服务体系效果初显，改革目标基本实现。

4.1.2　主要经验总结

综上所述，以下两点值得关注。一是全省推动紧密型县域医共体建设，减少了各级政府和主管部门的体制性阻力。海南省卫生健康委指出，紧密型县域医共体建设试点最大的经验就是党委、政府高度重视，形成了党委政府"一把手"督促、政府有关负责同志具体落实的领导体制和工作机制。试点县均成立了紧密型县域医共体管理委员会，将分散在各相关部门的办医、管医权限集中起来并形成合力。二是全省进行顶层设计，有利于优化资源配置和构建信息系统，减少地区之间的重复建设。

4.2　海南省保亭县

保亭县位于海南省南部内陆五指山南麓，行政区域总面积为1153.24平方公里。截至2020年11月1日，保亭县常住人口为156018人。2020年，保亭县GDP达55.6亿元。保亭县是全国紧密型县域医共体建设试点县之一。2021年7月，保亭县紧密型医共体建设成果得到国家卫健委专家指导组的肯定。

4.2.1　主要制度安排

2018年10月31日，海南省第三人民医院（以下简称"海南三院"）托管保亭县人民医院，开创了海南省级医院托管省内县级医院的先河。海南三院通过远程医疗会诊网络体系建设等方式，大力加强保亭县人民医院的学科和人才队伍建设，有力地推动了保亭县医疗服务水平的提高和医疗健康产业的发展，进一步满足本地群众医疗服务的需求，实现"大病不出县"的目标。

推动管理体制创新。2020年6月17日，保亭县委、县政府成立了县医疗集团管理委员会（以下简称"县医委会"），大力推进保亭县紧密型医共体建设工作。县医委会多次修改《保亭黎族苗族自治县组建县医疗集团相关实施方案》，最终将组织人事权、行政权下放给县医疗集团自主管理。同时，县医委会出台了《保亭黎族苗族自治县卫生健康委员会与保亭黎族苗族自治县医疗集团权责边界清单》，在组织人事管理、规划与信息化建设、财务与审计、医政和科教、中医药管理、公共卫生、药械管理、老年健康服务等方面明确了县卫健委与县医疗集团的权责边界，此项制度创新使61项原属于县卫健委的管理权限被下放给县医疗集团，初步实现政府管办分离。

2020年11月，在海南三院托管保亭县人民医院的基础上，县医疗集团成立，开展紧密型县域医共体建设工作，构建了包括1家县级人民医院、9家乡镇卫生院、2家社区卫生服务站、58家村卫生室的保亭县医疗集团，实行党建、行政、人员、业务、医保结算、药品统一管理。

实行医保总额付费。2020年，海南省医保局等部门发布《关于推进海南省紧密型县域医共体城乡居民基本医疗保险按人头总额预付方式改革扩大试点范围的指导意见》。同年11月17日，保亭县人民政府办公室印发《关于紧密型县域医共体城乡居民基本医疗保险按参保人头总额付费实施方案的通知》，明确对紧密型县域医共体实行按参保人头总额付费，以推动紧密型县域医共体合理配置资源、下沉基本保健服务、有效控制医疗费用不合理增长，建立"基层首诊、双向转诊、急慢分治、上下联动、连续服务"的整合式卫生医护新格局，实现以治病为中心向以健康为中心的转变。

优化运行机制。为提升乡村基层医疗人员的服务能力，保亭县医疗集团制定了人财物向基层下沉的相关制度及帮扶学科建设计划。选派10名以内的外科副高级以上医疗专家组成流动医疗队，到乡镇卫生院坐诊、带教；选派专家到各乡镇卫生院长期驻点帮扶；加强对乡镇卫生院和村卫生室的业务指导。组建医疗集团后的保亭县人民医院硬件设施也得到更新，透析设备增至 17 台。截至 2021 年底，保亭县人民医院已开展新技术、新项目 40 余项，新设科室 3 个，扩建科室 4 个，新增 CT 和核磁共振等大型医用设备，新增床位 80 张，并建成与三甲医院联网的 5G 远程手术指导系统。整体医疗服务能力的提升，让保亭县留住了更多患者。2021 年以来，保亭县人民医院开展的手术台次同比增长 38.1%。到外地就诊的患者数量明显下降，2020 年县外转诊 241 人，比 2018 年下降 50%。自保亭县医疗集团组建以来，各成员单位业务量都有不同程度的提升。

4.2.2　主要经验与挑战

主要经验如下。一是县政府转变职能，实行管办分离，支持紧密型县域医共体的发展；二是保亭县医疗集团的法人制度建设方向正确、措施到位；三是海南省医保局和保亭县医保局人头预算和总额付费政策支持。

主要挑战如下。海南省和保亭县异地就医人口较多，在医保总额付费对异地就医实行"钱随人走"的政策时，医疗集团出现亏损，影响了改革创新的积极性。

主要应对措施如下。一是开展人头加权预算并实施省级调剂措施，这是解决现存问题的有效措施；二是开展医保健康绩效评估与奖励，进一步激励保亭县医疗集团留住患者。

5. 河南省巩义市：大数据赋能紧密型县域医共体建设

截至 2022 年末，巩义市常住人口为 80.31 万人，比上年末增加 0.07 万人，GDP 为 962.6 亿元。巩义市是"郑州—巩义—洛阳工业走廊"核心城市之一，1992 年以来，巩义市综合经济实力连续 22 年居河南省县域首位，连续 13 年跻身全国百强县，县域经济基本竞争力居全国第 39 位，是全国综合改革试点县（市）。

5.1　主要制度安排

巩义市较早启动了强基层的卫生医护服务体系建设，目前市人民医院门诊量大幅下降，门前没有车水马龙的现象。2019 年，巩义市人民医院作为牵头医院，与巩义市公立中医院、市妇幼保健院、3 家社区卫生服务中心、16 家乡镇卫生院和 310 家村卫生室组成巩义市紧密型县域医共体——巩义市总医院，找准了公立医院定位和县级人民医院转型发展的路径，为巩义市民提供全方位、全生命周期的健康服务。同年，巩义市被确定为国家紧密型县域医共体建设试点县（市）。2022 年 5~7 月，课题组多次到巩义市就紧密型县域医共体建设与医保支付方式改革工作展开实地调研和座谈。主要经验如下。

5.1.1 深化体制改革，强化组织保障

巩义市委、市政府把紧密型县域医共体建设作为"一把手工程"列入全市重点工作，成立了由市委书记、市长任双组长的医管委，健全议事协调机制，统筹推进医共体规划建设、投入保障，对项目实施管办分离与监督考核。政府共投资 14.7 亿元，无偿划拨 143 亩土地，按照三甲医院标准建设巩义市人民医院。出台资金、用地、医保等支持政策 32 项，改扩建 4 家社区卫生服务中心。逐年增加乡镇卫生院财政补贴。例如，2019 年投入资金超 8900 万元，对医共体内多家医院进行了网络升级改造，打破全市医疗机构网络壁垒，建成全市医疗机构"一张网"，建设了云系统，规划县、乡、村三级信息平台，完善六大中心，实现了惠民、惠医、惠政的多方利益共享。再如，2021年拨付 6500 万元用于乡镇卫生院灾后重建和能力提升。

5.1.2 创新运行机制，增强基层服务能力

巩义市构建了"家庭/社区—乡镇卫生院—医共体龙头医院"三级联动、全专融合的整合式卫生医护服务体系。一是构建医共体一体化信息平台。巩义市总医院统一设计、统一规划，将基层医疗机构错综复杂的"蜘蛛网"结构的网络改造成标准机房，放置防火墙、配置核心交换机，有效管控基层网络。纵向联通县、乡、村三级医疗机构，横向联通医疗、医保、公卫等业务系统。两年来，巩义市总医院

同下级医院共同开展远程诊断 55 万人次，为群众节省医疗费用 9000 万余元。

二是推动数字化转型，通过全专融合大学科建设促进医院去行政化。在医共体数据监控中心建设方面，巩义市医院累计投入 6500 万元，建成全县居民健康信息平台。平台可显示总医院各成员单位门诊服务、住出院服务、医疗收入、远程诊断等数据，实现城乡居民在医共体内的就诊信息互联互通、检查检验结果互认，提升家庭医生和村卫生室、乡镇卫生院服务能力。平台还可以对诊疗行为进行监管，总医院打通全市医保监管系统，对全市所有医疗机构的医保行为进行事前提醒、事后审核。此外，平台可以对医共体整体发展情况、医共体外转情况进行分析，从宏观上整体把握医共体发展态势。另外，平台可以对全市的疾病进行分析，从不同角度分析各类疾病的费用占比、补偿费用占比、发病率，以及各类疾病在各镇级/村级/家庭医生签约团队的分布情况，更加精准地开展家庭签约、健康促进等工作。在远程心电会诊工作方面，目前心电网络已经覆盖巩义市所有乡镇卫生院、村卫生室以及部分民营医院。通过实时动态心电监护仪等设备可以在总医院实时观看各级医疗机构（含村卫生室）患者的心电情况，并对危急值实时进行预警监控，下级医疗机构同总医院互联互通，可以立即采取救治措施。2021 年，总医院为基层医院诊断心电图 96000 余例，为基层发现急危重症患者 300 余例，200 余例急性心肌梗死患者及时得到救治。在慢病管理工作方面，总医院整合高血压、内分泌、慢性病等科室，建立县、乡、村三级慢病管理体系，搭建了慢病管理平台。慢病管理平台已覆盖 12.2 万名患者，包含 23 种慢性病。每一位患者的病例、就诊记录、检验检查结果均在总医院慢病管理平台实现可视化，并与医院的 HIS 系统、公共卫生系统对接。同时，总医院引进远程血压管理平台，覆盖所有卫生院及 100 余家村卫生室，患者通过专业血压计测量血压后，数据将立即上传至总医院慢病管理平台，总医院对实时数据进行管理。2021 年，巩义市成立互联网医院，慢病患者可以通过互联网与医生进行线上沟通。

5.1.3 创新就诊模式，结束重复就医

家庭医生首诊负责制初显雏形，结束重复就医。2019 年以来，累计有超 60 万名群众在家门口得到市医院专家的诊治，节省医疗费用及其他费用超 1 亿元。截至 2023 年 2 月，共开展远程 CT 74339例、远程 DR 81205 例、远程超声 1294 例、远程常规心电 355194 例、远程会诊 10198 例。具体做法如下。一是电子化的健康档案、就诊记录、个人病案全部实现共享，有助于家庭医生首诊并与乡镇卫生院、总医院专家"对话"，构建全专融合的个案管理和"家庭医生首诊、乡镇卫生院门诊、总院接治疑难重症"的整合式就医模式。二是乡镇卫生院是门诊的主阵地。以巩义市站街卫生院为例，该卫生院承担辖区 20 个村的基本医疗和基本公共卫生服务，服务人群约 4 万人。现有职工 78 人，开放床位 106 张，拥有 20 多台医疗设备。通过总医院的帮扶带动，2021 年站街卫生院门诊人数达 8 万余人，较上年上升 32%；住院人数达 1844 人，较上年上升 33%。站街卫生院与上级医院、下级村卫生室实现数据互联互通，包括家庭医生管理签约居民数据、心电管理中心数据、慢病管理数据以及智能化设备运行数据，完善了卫生院同上级医院展开急救工作的具体流程。家庭医生可以直接调取签约居民的健康档案、就诊记录、检查检验结果等，在一定程度上实现全科医生与专科医生的直接对话。此外，通过院内智能设备实现与上级医院、下级村卫生室直接进行互联网远程会诊。院内配置自助打印机，可直接打印上级医院的检查检验结果。心电、彩超影像、数据实时与上级医院连接传输，按月度进行相应的数据管理。以巩义市孝义镇龙尾村卫生室为例，该卫生室承担村民基本医疗服务、基本公共卫生服务和健康管理工作，服务村民 3308 人。该卫生室设有市、镇、村三级家庭医生签约慢病管理团队，对高血压、糖尿病等

慢性病进行管理，管理高血压患者 193 人、糖尿病患者 93 人、精神病患者 13 人、65 岁及以上老年人 539 人、0~6 岁儿童 235 人、孕产妇 11 人。该卫生室家庭医生介绍了签约工作以及上级乡镇卫生院对卫生室的帮扶情况。课题组发现，在这里，村医已经熟悉如何与专科医生对话，正在学习中医。当课题组问还有什么困难，村医说目前收入过得去，但养老金支付水平较低。

5.2 主要经验总结

两个亮点值得关注。第一，政府职能转变。县政府对医疗机构实行管办分离，支持法人型紧密医共体建设，调动和发挥了医疗机构和医务人员的积极性，促进全专融合、服务下沉，实现了强基层的目标。第二，构建医共体一体化信息平台，推动数字化转型见实效。一是通过"一张网"建设"混合云"，打破全市医疗机构网络壁垒。巩义市总医院以市人民医院的机房为基础，上联卫健、医保、农合等云平台，下联妇幼保健院、各乡镇卫生院、各民营医疗机构，利用互联网技术实现村卫生室联网和基层医疗数据电子化调阅，每年各类网络费用节省了 34 万元。在实现软硬件统一后，巩义市总医院建设了区域基层 HIS 系统，实现了系统上云，该 HIS 系统主要包括药房药库管理、电子病历、护理病历、一卡通管理、院长查询、临床路径、菜单医嘱、诊间支付等内容。总医院建设了共享药房，统一进行药品的采购和配送，医共体内其他医院不需要再设计药品仓库，医生给患者开出药品后，由共享药房统一配送。乡镇卫生院使用的手术包、被服、药品都是由总医院统一配送的。二是规划三级平台，即院内信息平台、医共体信息平台、全民健康信息平台，实现了数字化转型。依据国家和河南省相关标准建立了数据仓库，将各医疗机构生产出的数据进行清洗、规整、存储，并开放给各个业务部门使用。医院建立了主数据管理库，统一身份识别方式；建立了数据中心，共享医疗数据，达到了惠医、惠政和惠民的作用。三是完善六大中心，包括心电中心、慢病管理中心、医学影像中心、区域检验中心、远程视频会诊中心、双向转诊中心。实现了全市医疗机构资源共享、检查检验结果互认。胸痛中心救治时间大幅缩短。四是信息公开全域共享。巩义市总医院上线了"就医一卡通"，实现医共体内"通卡就医"，患者采用河南省电子健康卡、社保卡进行身份识别、缴费就医，一张卡在医共体成员单位通行，简化患者就医流程。同时，开展了跨机构检查申请、允许患者采取多种支付方式等简化就医流程的服务，推进了健康档案数据共享，实现了公共卫生数据和诊疗数据的互通联动，切实做到了惠民、惠医、惠政。巩义市总医院还开展了病区结算、5G智慧急救、中药配送等工作，方便百姓就医。

（三）中医服务联盟建设

1. 深圳市宝安区：构建紧密型城区中医院集团

宝安区位于深圳市西北部，北连东莞市，南连南山区，东接龙华区、光明区，西临珠江口，总面积约为396.6平方公里，常住人口约为448.29万人，其中常住非户籍人口约为349.81万人。辖区内工业发达，工业人口较多。宝安区中医院集团采用预防、治疗、康复、养老"四位一体"的中医药服务模式，是分级诊疗明晰的紧密型城区中医院集团。集团通过精益医疗助力医院精细化运营，构建"顶天立地、强腰固本"的中医药服务模式，着力推进"医院—社区健康服务中心""医疗—预防"的深度融合，构建"全科—专科"的协同服务运行机制，实现优质医疗资源下沉，不断提升基层医疗服务能力，促进中医药高质量发展。宝安区中医院集团具有医护资源再配置和医护服务体系再造的价值，更有发挥中医药服务在医共体建设中的独特作用的价值，是一个紧密型城区中医院集团建设的成功案例。

1.1 集团基本情况

1.1.1 组成情况

宝安区中医院集团成立于 2015 年，是一所集医疗、科研、教学、预防、保健、康复于一体的综合性国家三级甲等中医院集团。现由 1 家总院（宝安区中医院）、2 家下设医院（针灸医院、医养融合医院）、18 家社区健康服务中心组成，基本形成覆盖全区的中医药服务网络。设有床位 945 张，拥有 48 个临床科室、11 个医技科室，2022 年服务门急诊病人 197.74 万人次，服务出院病人 2.98 万人次。规划构建由 1 家总院、4 家下设医院、30 家中医特色社区健康服务中心组成的三级诊疗体系，打造预防、治疗、康复、养老"四位一体"的中医药服务模式，建设智慧化、现代化的先行示范中医院集团。

1.1.2 运行机制

宝安区中医院集团着力建设紧密型医共体，通过集团化办医、集群化管理，发挥品牌优势、中医药特色优势和现代科技优势，构建层级清晰、运转高效的三级医疗体系，探索有利于发挥中医药特色优势的诊疗新模式。集团实行"两融合一协同"的运行机制，即在运行模式上主张医院与社区健康服务中心融合发展；在学科配置方式上主张医疗与预防融合发展；在分级诊疗模式上主张全科与专科协同服务，全面加强集团院部与社区在康养、医疗、学科、人才等方面的协同发展。集团内部实行一个法人"六统一"管理模式：一个法人指全集团及下设单位均为同一法人；"六统一"指统一规章制度管理，统一人员招聘、培训、考核、调度、选拔，统一绩效考核和管理，统一医疗管理、护理管理、质量控制，统一采购、配送、后勤保障及统一信息化和数据中心管理。

宝安区中医院集团按照中央、省市关于促进中医药发展的各项政策要求，加速推动优质中医药服务下沉基层，打通卫生医护服务"最后一公里"。宝安区中医院集团拥有 18 家社区健康服务中心，遍布新安、西乡、沙井、燕罗等街道，打造了全区域覆盖的中医社康网络，形成枢纽型、功能型、网络化、软硬兼备的中医药服务体系，基本打造了社区居民"十分钟就医圈"，实现了优质医疗资源下沉，提高了居民就医的可及性。各社区健康服务中心以全科诊疗和中医诊疗为主、专科门诊为辅，开展医疗、预防、保健、传统医学康复、健康教育、计划生育技术服务"六位一体"的基层健康服务，同时开展医养结合、家庭医生、家庭病床等个性化服务。

依托总院医疗实力，社区健康服务中心可以为居民提供三甲同质性医疗服务，除了社区常见病、多发病的诊治，还针对不同人群开展中医体质辨识、儿童调养、孕产妇中医药健康管理、中医药健康教育、常规检验检查、慢病管理、精神卫生疾病管理等项目，以及针灸、推拿（含小儿推拿）、刮痧、艾灸、拔罐等 30 余种中医适宜技术。在抗疫期间，这些社区健康服务中心承担了为居民进行健康监测、上门核酸采样、上门送药等医疗保障工作。

1.1.3 分工协作

为提升集团优质资源流通性，促进集团下设单位同质化发展，医院下设单位均由集团职能科室垂直管理，下设分院及社区健康服务中心不另设医疗、人事、财务等管理部门，由集团统筹推进医疗质量管理、医保管理、社康管理、教研管理、信息管理、人力资源管理、财务管理、采购配送管理八大方面工作，其中集团医务科、医保科、科教科、护理部、防保科负责集团业务发展与管理、应急处置、医保管理、预防保健、护理管理、血液管理、教学科研等工作，质控科、院感科负责集团质量管理与控制、医院感染控制等工作，社管中心负责集团社区健康服务中心、全科诊疗与公共卫生管理等工作，信息科负责集团智慧中医院建设、信息管理、病案统计等工作，人事科负责集团人力资源管理工作，计财科和绩效办负责集团财务管理与绩效考核等工作，采购中心、设备科、总务科负责集团药品、设备、物资、后勤采购与配送等工作。

集团内部医院和社区健康服务中心共享资源、深度协作、共同发展，构建了"总院—下设分院—社区健康服务中心"三级诊疗体系，推动医疗资源上下贯通。集团鼓励院内知名中医专家到社区健康服务中心坐诊，推动社区健康服务中心医疗水平的提升、中医适宜技术的开展、家庭病床的建立；畅通双向转诊通道，促进"全科—专科"融合，不断提升社区健康服务中心的专科诊疗及跟踪管理服务水平；依托总院卒中中心、胸痛中心打造急救"高速路"，实现"急救在总院、康复回社区"的救治"闭环"路径；推进家庭医生服务，为有特殊需求的居民建立家庭病床，拓展医疗及护理服务内容；落实"全科—专科"融合机制及医防融合机制，鼓励专科专家到社区健康服务中心坐诊、指导，将专科特色技术带到社区，在诊疗端口前移的同时，实现疾病的提前筛查、及时预防及早诊早治。

1.1.4 资源共享

一是推动优质人才资源共享。统筹院部和社康人才，选派 12 名管理干部及后备干部参加"深圳市公立医院管理干部综合能力提升高级研修班"。选派 63 名人才前往全国各地先进地区医院、院校学习。二是同步推动集团下设单位专科建设。2018 年集团社区健康服务中心治未病科确定为医学重点专科，2019 年集团本部心血管病科、皮肤科、老年病科、治未病科、临床药学科和针灸科等 6 个学科被确定为省中医重点专科。总院通过派驻技术人员帮扶下属社区健康服务中心进行专科建设，开展专科培育、协助完成专题病种诊疗，扩大专科专病诊治辐射范围，提升影响力。三是推动后勤资源共享。将社区健康服务中心设备购置纳入集团年度设备采购计划。开展耗材等后勤物资统一配送，节省人力物力。

1.1.5 中医药服务

宝安区中医院集团致力于应用中医药手段和方法，发挥中医药在常见病、多发病防治及一些疑难杂症和重大疾病治疗上的优势，满足民众的中医药服务需求。医院以总院治未病中心为网顶、社区健康服务中心为网底，构建中医治未病服务网络，在总院治未病专家的指导下，社区医生针对社区常见病、多发病开展多种中医适宜技术治疗服务，通过发挥中医药在预防、治疗、康复中的独特作用，全面推进健康保健及慢病管理服务。

宝安区中医院集团以医养融合模式推动养老和医疗一体化，充分发挥中医药在疾病康复中的核心作用。集团下设医院燕罗社区医院是深圳市第一家中医医养融合医院，编制病床 100 张，设有老年病科病区、全科医学科病区、康复科病区及养老服务区，服务周边居民 26.2 万人。燕罗社区医院依托宝安区中医院集团的专科实力，实现基础全科医疗和中医药养老服务并重，为有需要的长者提供定期上门的医疗及护理服务，帮助长者提高自我照护能力，减少入院次数，同时可提供老年人健康管理、康复治疗、养生保健、临终安宁疗护等服务。

1.2　家庭医生首诊负责制建设

1.2.1　推动优质资源下沉

全专融合开展学科建设，医防融合开展疾控工作，每年派驻院内专家到社区健康服务中心出诊、授课和带队约 3000 人次。截至 2022 年 12 月 31 日，集团共有 15 家社区健康服务中心参与医防融合工作，在管高血压患者 14034 人，2022 年规范管理率达 63.27%，规范随访率达 89.50%，规范体检率达 79.10%，血压控制率达 74.56%。上川社区健康服务中心作为深圳市青少年脊柱侧弯项目服务站点之一，承担辖区"姿态异常"青少年的形体指导和健康教育工作，2022 年共服务 1449 人次。宝民社区健康服务中心建立"糖尿病驿站"，开展糖尿病并发症筛查相关工作，2022 年共完成 30 例免费、122 例自费检查项目。凯旋社区健康服务中心开展老年人糖尿病眼底病变及青少年近视筛查等相关工作，2022 年共服务 943 人次。

1.2.2　做实家庭医生签约服务

一是集团开展了多种方式的签约服务，包括"纸质版+杭创系统"签约、微信公众号签约、小程序签约、App 签约等。2022 年家庭医生全人群签约率为 24.62%，较 2021 年增长 18.08 个百分点；重点人群签约率为 70.54%，较 2021 年增长 24.81 个百分点。二是以新签约、预约服务、诊疗及公共卫生服务内容为导向，提高家庭医生服务质量，家庭病床累计建立 215 张，撤床并归档资料 176 张。

1.2.3　推动双向转诊工作

优化顶层设计，制定集团双向转诊方案，对下设的分院及社区健康服务中心，以建设宝安健康共同体、全方位全周期保障市民健康为目标，健全医院与社区健康服务中心的分工协作机制。以居民健康为中心，推行"先全科后专科"就诊流程，构建完善的三级诊疗流程，打通健康管理"最后一公里"，促进医疗、慢病防治协同发展，推动医院、社区健康服务中心共同管理患者，实现基层首诊、双向转诊、急慢分治、上下联动。医院门诊及住院患者下转总人数由 2018 年的 3868 人次增加到 2022 年的 58691 人次，增长了 1417%。

1.2.4　激励约束机制

在院部、社区健康服务中心原有人才及新引进人才方面，薪酬待遇采用统一标准，不以院部或社区健康服务中心进行区分。在内部人才调配方面，充分考虑岗位适配情况，建立了院部、社区健康服务中心人才双向流通的灵活机制，激发了人才活力，提升了人才效能。同时，集团内部绩效考核向社区健康服务中心倾斜。为推动优质人才下基层，医院在制定年度预算时，将社区健康服务中心纳入集团年度预算"总盘子"，优化社区健康服务中心公共卫生专项经费支出计划。制定了《深圳市宝安区中医院（集团）社区健康服务中心奖励性绩效工资分配方案》，稳健地实施收入分配制度，坚持按劳分配、优绩优酬原则，向关键岗位、业务骨干、做出突出成绩的人员倾斜。

1.3 主要经验总结

宝安区中医院集团在实践中总结了可推广的创新模式与经验，具体包括以下3个方面。

一是"总院+下设医院+社区健康服务中心"三级联动的中医药服务网络。集团以患者健康为中心，以疾病预防、诊断、治疗和诊疗支付为链条，以宝安区中医院为龙头，整合区域内中医院和社区健康服务中心，构建中医药服务网络，形成互相协同、医防结合、医养融合的整合式中医服务网络。集团内部实行一个法人"六统一"管理模式以及"两融合一协同"的运行机制，大力发挥中医药品牌和中医药特色优势，构建层级清晰、运转高效的三级中医诊疗体系。

二是优质资源下沉提升基层中医服务能力。宝安区中医院集团不断加强医院和社区健康服务中心之间的联动，主动将医疗端口前移，下沉社区，由治疗向预防转变。

三是"外引内培"开展中医人才队伍建设。集团积极开展中医适宜技术治疗，深入研究专科院内制剂，强化专科内涵建设。通过"外引内培"，做好人才培养、专科建设、科研教学和传承创新工作，助推医院优质资源不断扩容，促进中医药服务高质量、可持续发展。

1.4 挑战与发展

目前，社区健康服务中心和医院的系统数据未实现全面对接，无法完全满足首诊转诊需求。双向转诊信息系统出错率较高、使用率较低，无法理想地实现社区健康服务中心患者优先就诊、优先住院、优先检查等服务，院部系统多次、重复下转患者，且外区、外省下转患者存在社区健康服务中心接收困难等问题。提升运营管理效率与效果需要数据支撑，集团业务涉及总院、分院、社区健康服务中心的不同系统，数据具有多样性、复杂性，在未构建统一的数据运营管理仓库的情况下，数据采集及处理难度较大。今后需要依托深圳市医疗服务标准化、信息化建设，进一步整合服务流程并运用大数据实现精细化管理。

2.广西壮族自治区柳州市：打造中医联合体

2019 年 7 月 12 日，柳州市以柳州市中医医院为龙头进行非法人型松散医联体建设。截至 2022 年，5 家医院、3 家基层卫生院构成了医联体和 12 个治未病联盟，形成了"以医联体为主体，以学科联盟为补充，以'院区信息一体化'建设为推动，市区与县域协同推进"的发展格局。

柳州市中医医院始建于 1956 年，是一所集中西医临床、科研、教学、预防保健于一体的综合性、现代化的三级甲等中医医院，也是全国示范中医医院、全国百强医院、广西中医药大学第三临床附属医院和临床医学院、中医住培基地。实际开放床位 1687 张，共有 2 个三甲院区（柳侯院区、东院）、2 个社区卫生服务中心（解放、静兰）。拥有 5 个国家中医药管理局重点专科（脾胃病科、治未病中心、脑病科、骨伤科、肾病科）、2 个区级重点专科（肿瘤科、妇产科）、6 个广西中医药重点学科（中医脑病学、中医肝胆病学、中医脾胃病学、中医肿瘤病学、中医骨伤学、针灸推拿学）、1 个市级重点专科（普外科），同时有名医工作室 9 个，其中国医大师工作室 1 个、全国名老中医药专家传承工作室 2 个、广西名中医传承工作室 3 个、柳州市名中医工作室 3 个，涉及中医病种 522 个、中医诊疗技术项目 74 个。

2.1　主要制度安排

2.1.1　以中医病种付费改革为契机规范中医发展

2017 年，柳州市中医医院配合市医保局开展中医病种按疗效价值付费试点。2018 年 6 月确定"腰椎间盘突出"等 10 个按疗效价值付费病种，经过 1 年的临床实践与观察，结合医院实际情况，2019 年 7 月向市医保局提出增加病种的申请。经过全市相关专家的反复讨论，新增"尺骨和桡骨骨干骨折（儿童）"等 7 个按疗效价值付费病种，使按疗效价值付费病种扩展到 17 个，其中骨科病种 14 个、肛肠科病种 2 个、妇科病种 1 个。伴随临床实践发现一些制约改革的政策问题，经与相关部门协商，2021 年 6 月，进一步调整部分病种的收入院标准及住院天数。2022 年 5 月，进一步完善按疗效价值付费政策，将按疗效价值付费病种细化为 19 个，除"腰椎间盘突出""血栓性外痔"两个病种按疗效价值付费标准调整为病种基准点数的80%，其余 17 个病种按疗效价值付费标准调整为病种基准点数的100%，加大了对中医诊疗技术的扶持力度，更好地推动了中医技术的传承和发展。截至 2022 年 7 月 31 日，柳州市中医医院共执行了1839 例按疗效价值付费病例，其中 2018 年执行 251 例，2019 年执行587 例，2020 年执行 337 例，2021 年执行 322 例，2022 年上半年执行 342 例，医保基金支出同比减少 462.5 万元。

2.1.2 完善中医病种临床路径，提高中医服务能力

柳州市中医医院制定了按疗效价值付费绩效考核等相关管理规定，在绩效考核上做出适当倾斜，深入各临床科室进行政策解读和指导，督促各科室在保证疗效的基础上做好相关随访工作。另外，医院协助各科室进一步完善临床路径管理和病案填写标准，努力提高中医服务占比，凸显中医特色和优势，完成相关考核指标。2020 年，医院医疗收入为 106347 万元，资产负债率为 36.8%，中药饮片收入为10584 万元，中医治疗收入为 10373 万元，院内制剂收入为 3097 万元，中医药占比为 19.71%，药占比为 30.62%。2021 年，医院医疗收入为 118684 万元，资产负债率为 39.16%，中药饮片收入为 10616万元，中医治疗收入为 13109 万元，院内制剂收入为 3620 万元，中医药占比为 19.99%，药占比为 28.77%。2022 年 5~8 月，柳州市中医医院共申报中医优势病种病例 1299 例。

2.1.3 带动柳江区中医医院发展

柳江区中医医院始建于 1987 年。2019 年，柳江区中医医院加入柳州中医医院牵头组建的医联体，并与柳江区穿山镇中心卫生院、柳

江仁康福利院成立医共体。柳江区中医医院是一所集医疗服务、科研、教学、预防保健、康复养生于一体，中医特色突出、中西医并重的二级甲等中医医院，同时是柳州市 120 急救分站。2022 年 5 月，医院接到相关文件后召开临床科主任和医保联络员专题会。同年 6 月，在市医保局负责领导的指导下制定实施方案，确定将"按中医优势病种结算的病例占该病种全部病例的 70% 以上"作为院内考核指标。医院开放床位 400 余张，设有急诊科、外科、骨科、重症医学科、妇（产）科、儿科（新生儿科）、外治中心（治未病中心）、针灸推拿科、康复医学科等 25 个临床科室，其中包括 3 个自治区中医重点专科（骨伤科、妇科、针灸推拿科）；设有药剂科、检验科、超声科（含心电图室）、胃肠镜室、输血科、放射科、消毒供应室、手术室等 8 个医技科室；在基隆开发区设 1 个门诊部。有全国基层名老中医药专家 1 名、广西中（壮）医优秀临床人才 1 名。

柳州市中医医院各科中医专家进驻柳江区中医医院，开展了中医专家门诊、查房、传统手法示范教学、手术、业务学习等学科建设工作，以及浮针、督脉灸、扶阳罐、火针、蜡疗、穴位埋线、雷火灸、火疗、梅花针等相关新项目。柳江区中医医院又将中医"送"进社区和乡镇，"小夹板、接骨散""小针刀、护腱鞘"等中医特色服务品牌在基层传播甚远。

实现中医儿科下基层。柳州市中医医院研制的儿科创新中药制品"儿童消食棒"和"健脾宝"效果显著，受到患儿及家长欢迎。大力推广"小儿推拿"项目，率先推出"无针病房"和中医特色儿科治疗，床位利用率达到 100%。中医特色儿科在基层稳步发展。

柳江区中医医院设有 ICU 病房，并指导穿山镇中心卫生院顺利通过了市卫健委和市医疗急救指挥中心组织的专家组评审，加入了 120 急救网络，完善了本区急救病人转运和救治的服务圈，应对突发性公共卫生事件的医疗救援能力不断提高。对于穿山镇中心卫生院无法开展的辅助检查，柳江区中医医院派救护车将住院患者从卫生院接到本院进行，结束后再转回穿山镇中心卫生院，本院所有收费均执行一级医院标准。

2.1.4 中医药治疗进社区

2022 年 4 月，柳江区基隆开发区基隆门诊部正式开展中医药服务，结束了本地没有中医医疗机构的历史。基隆门诊部是一所综合性基层门诊部，拥有彩色多普勒超声诊断系统、十二导同步心电图机、全自动血球分析仪、尿分析仪、血糖分析仪、微波治疗仪、显微镜等设备，设有临床、医技、中医、口腔等科室，开展内科、骨外科、妇科、儿科等常见病诊疗及普通外科手术、中医中药治疗等业务。基隆门诊部主任胡晓义副主任医师凭借其独到的中医治疗手法、显著的疗效、贴心的服务及综合诊疗经验，深受基隆开发区群众欢迎，基隆开发区很多群众都知道有位"姓胡的中医专家"。基隆门诊部的首诊率不断提高，以较低的成本解决了医疗资源缺失的问题。

医共体成员单位穿山镇中心卫生院综合科和妇产科新开展了壮医药线点灸、雷火灸、督脉灸、穴位埋线、腹针、头针、手针、针刀、小儿推拿、扶阳罐、穴位放血等 11 项中医适宜技术。综合科住院病人中医治疗参与度由原来的 30% 提高至 60%。2021 年，穿山镇中心卫生院门诊就诊量累计达 64760 人次；住院人数累计达 5438 人次，较上年的 4245 人次增长 28.10%；业务收入达 1523.5 万元，较上年的 1265.5 万元增长 20.39%；医疗服务收入达 1169.1 万元，较上年的 905.2 万元增长 29.15%。

2.2 经验总结与展望

两个亮点值得关注。一是中医病种和医保付费管理倒逼中医药服务规范化并调动了中医医务人员的积极性。柳州市中医病种医保支付政策从中医病种 1.0 版升级为中医病种 2.0 版，消除了以西医病组临床数据和基准确定中医病种付费基准和点数的先天性缺陷，探索了价值疗效与优势病种的对接机制，大大调动了中医医务人员的积极性，规范了中医病种管理，促进了中医临床和中医病案管理，大大提高了中医服务能力、服务质量和成本管理能力。二是促进了医联体建设和中医基层服务优化。中医服务在定点中医医疗机构的占比正在提高，证明其疗效和价值的数据正在被挖掘和生产。医联体加速发展，柳州市中医医院较好地发挥了龙头作用，街道和乡镇医院的中医服务能力快速提升。

综上所述，实行一个法人的制度建设，通过人头加权预算、总额付费与结算管理，能调动中医医疗集团的主观能动性。通过实施健康绩效评估与奖励，实现了从以治疗为中心转向以健康为中心的转变，在中医西医并重发展的基础上，中医药在康复医疗方面的竞争力凸显。

（四）实现强基层后面临的挑战

红山街社区卫生服务中心原为广州市黄埔区文冲船厂职工医院，在 2007 年国企医院改制中坚持民营化和社区化，是国企医院民营化改革的典范，是发展社区医护服务的成功案例。

1. 国企医院体制创新

红山街社区卫生服务中心建筑面积为 11396 平方米，全院职工 310 人，下设双沙卫生服务站和红山国医馆，服务辖区居民约 46000 人，提供基本医疗（全科、康复科、外科、口腔科、五官科等）、康复（舒缓疗护等）、医养结合（家庭病床、护理站）、基本公共卫生和健康管理服务（职业健康检查、健康体检、从业人员体检等）。

红山街社区卫生服务中心以维护居民健康为重心，打造全科医生团队和服务包，狠抓基本医疗、兼顾公共卫生、开拓居家养老服务，围绕家庭医生签约服务、康复护理、临终关怀和居家照护形成了闭环式社区卫生服务圈。以维护居民全生命周期健康为核心的医防融合、全专融合、医养结合（医护服务嵌入养老机构和家庭）的"红山模式"是社区公立医院转型非营利民营医院（具有社会企业特征）和基层整合式卫生医护体系发展的典型案例。

2. 社区医疗机制创新

2.1 医防融合

红山街社区卫生服务中心强调满足个性化的健康需求，为社区居民提供连续性、综合性的全生命周期健康服务。疾病谱的变化和人口老龄化进程的加快对卫生医护服务体系提出了新的挑战，糖尿病、高血压、心脑血管疾病等慢病的患病率逐年攀升，成为居民健康的重要威胁。加强对慢病风险因素的防控、转变居民不健康的生活方式，要求卫生医护服务体系重视慢病预防和健康管理服务，改变当前以疾病治疗为中心的服务供给模式，为居民提供预防性、连续性、综合性、以维护全生命周期健康为中心的卫生医护服务。

为落实医防融合，红山街社区卫生服务中心采取了以下4项改革措施。一是明确改革责任主体。临床医生成为责任主体，落实医生主导的健康管理与疾病诊疗相结合的服务模式。二是建立家庭医生团队。家庭医生团队成员构成采用"1+X"模式，以全科医生为核心，包含具备专业能力的其他医务工作人员、健康管理师、营养师、医保专员等，负责协助建档、信息录入、签约、预约等服务。团队以全科医生为核心，其他医务工作人员与全科医生相互配合，共同提供社区签约居民所需的初级医疗服务。三是调整工作场地。坚持"一医一助一诊室"的原则，医生患者面对面完成看病、建档、签约、慢病管理、预约、体检等服务。四是优化工作流程。医生负责看病、随访，助理负责建档、签约，助理会解答与疾病相关的生活、饮食和运动等问题，进行健康管理，同时对患者的健康状况进行评估。

红山街社区卫生服务中心非常重视慢病管理，如居民高血压、糖尿病的筛查。辖区范围 35 岁以上常住居民如果发现血压高首先要建档，每年进行至少 4 次的面对面随访，经过控制，血压稳定的至少 3 个月来一次医院，不稳定的每一两周就要来复查。家庭医生会重点关注慢病患者是否存在并发症，及时进行干预。针对每个患者的具体情况提供个性化医疗服务，对不同患者进行分层、分类管理，病情复杂的会转诊到上级医院；还有些已经在大医院住过院的患者，回到社区后也会由专人进行评估，给予个性化的管理以及康复治疗服务。红山街社区卫生服务中心会定期安排上级专家对复杂、疑难病例治疗方案进行评估、调整。此外，家庭医生重视对患者生活方式的管理，促使居民改变不良的饮食和生活习惯，并定期组织健康宣教。

红山街社区卫生服务中心全科医生在给社区居民看病的同时，对居民的身心健康状况进行评估，对居民存在的风险因素进行干预，体现了"医防融合"的特征。通过家庭医生签约服务，促进疾病预防和健康管理，能够改变卫生医护体系只关注疾病治疗的行为模式。"医防融合"使疾病预防、控制关口前移，消除我国卫生医护服务体系"重医疗、轻预防"的弊端，使社区医生真正成为居民健康的"守门人"。根据居民不同的需求，家庭医生会制定个性化的服务方案，为健康人群、亚健康人群、高危人群、慢病患者、精神病患者、康复患者、孕妇、儿童等不同群体提供连续性、有针对性的疾病预防和健康管理服务。同时，通过健康教育等措施，让居民知道做好自己健康的第一责任人的重要性。医患共同合作，医生与患者积极互动，确保医患关系的连续性。通过疾病预防和健康教育降低各种疾病的发病率，降低慢病的致残率和死亡率，提高患者术后康复效果，提高居民的整体健康水平，从而减少医疗资源的浪费，实现医疗资源的合理分配，控制医疗费用。

2.2 全专融合

"红山模式"强调社区首诊服务，促进分级诊疗体系构建，为社区居民提供协调、连续和整合的卫生医护服务，优化卫生医护服务供给体系，是"强基层"的典型案例。按科学的就医路径，居民常见病、多发病在基层医疗机构就诊，重大疾病和疑难杂症去二级、三级医院就诊，各级医疗机构职能定位明确，全科、专科、专家分工协作，为居民提供连续性和一体化的医疗服务，合理利用医疗资源。以居民需求为主，按照疾病的轻重缓急及治疗的难易程度进行分级，不同级别的医疗机构承担不同疾病的治疗工作。各级医疗机构分工协作，引导常见病、多发病在基层就诊，疑难杂症、危重疾病在大医院就诊，实现基层首诊、双向转诊、急慢分治及上下联动，合理利用医疗资源。

在推广家庭医生签约服务上，红山街党委、政府从一开始就非常重视这项工作。红山街道办事处的干部每年定期到社区卫生服务中心体检，带头建档签约。干部们还会告诉居民签约的好处在哪里，促使社区居民来签约。红山街社区卫生服务中心每年坚持为辖区内 65 岁以上老年人进行免费体检，专职的医生助理会进行个性化健康知识宣传，结合老人健康体检报告解读开展家庭医生签约服务。签约之后，家庭医生根据患者情况提供各种服务包，有免费的公共卫生健康服务包，也有收费的基础服务包，包括高血压、糖尿病服务包，儿童个性化服务包，宫颈病变健康管理服务包以及家庭病床服务包等，收费为每年 30~500 元。

红山街社区卫生服务中心实行责任医生组制。由全科医生带领社区护士、专科医生、营养师、心理师及康复运动师共同形成责任医生组。红山街社区卫生服务中心通过分析门诊数据，将患者分类并评估其需求，匹配相应的医生组，根据健康管理服务包规范的临床路径、服务内容和数量提供诊疗，并定期随访，实现健康"守门人"的功能。责任医生组还会根据患者病情提供转诊服务。

红山街社区卫生服务中心和三甲医院医生建立了"点对点"服务机制，使社区医院和上级医院之间的双向转诊渠道非常畅通。家庭医生对患者病情进行初步判断，通过直接联系的形式将有需要的病人转到上级医院，患者经过治疗好转后，将回到中心进行康复治疗。三甲医院的专家会下来看诊，中心也会派医生去三甲医院进行学习。

"红山模式"重视"大全科和小专科"建设，改善居民就医体验，维护社区居民的全生命周期健康管理，探索规范化的基层社区医院模式。双向转诊的实现有利于真正形成分级诊疗，促进家庭医生和专科医生密切协作、社区医院和上级医院积极互动，不断提升全科医生业务水平，了解上级医院各个专家的特长，为患者精准转诊。

2.3　医养结合

老年护理医疗专区是红山街社区卫生服务中心的重点服务项目，拥有 130 张老年床位、5 名全科医生、2 名康复技师、16 名护士为失能、半失能老人提供长期护理、医疗照顾服务，专业护理人员和社工、志愿者为临终老人提供镇痛治疗、对症处理、心理抚慰等舒缓疗护服务。专区面向辖区内 60 岁及以上参保人，以较低的价格为患者提供基础、系统、持续、合理而温情的护理服务，以及必要的双向转诊服务，减少"乱求医、看病贵"的现象。老年护理专区立足基层、依托社区，是红山街社区卫生服务中心实现"医养结合"的主要手段，在为老年患者提供基本医疗的同时，予以生活照护与心理慰藉，实现医护养一体化。

对于身体状况比较好的居家养老长者，红山街颐康中心提供适老化改造、家庭病床建床、居家康复等一系列服务，保证长者在家中享受到医、养、康全方位照料。同时，红山街颐康中心提供日间照料，通过社区护理站定期监测长者的健康状况，开展健康宣教和讲座。对于失能、半失能老年人，红山街颐康中心将为他们提供养老保障。这种医养结合模式在满足不同老人需求的同时，将政府的医保、养老补贴等各项优惠政策全面落地，大大减轻了长者家庭的经济负担。

红山街社区卫生服务中心积极开展家庭病床服务，为需要进行长期护理的患者提供居家医疗服务，提高了社区居民就医的可及性和满意度，为医养结合开拓了新途径。家庭病床服务是签约服务的重要服务内容之一，红山街社区卫生服务中心重视家庭病床服务和上门服务，全面做实做优家庭医生签约服务，使一部分失能失智患者在家就能获得住院服务并且享有医保报销。家庭病床服务包括压疮换药、管道护理、送药上门、康复治疗（关节松动、低频脉冲电、中药封包等）、糖尿病足护理、家庭氧疗、指导长期卧床居民上肢功能锻炼、长期卧床居民气压治疗等。2022年红山街社区卫生服务中心建立了家庭病床375张，上门巡诊8800人次。

在"康复护理"环节，红山街社区卫生服务中心为老年人制定了老年护理服务包和健康管理服务包，为签约患者提供覆盖全生命周期的整合式健康管理服务，实现了医养服务标准化、规范化。老年护理服务包以护理为主，包含对患者基本情况、日常生活能力等的评估计划，配合饮食、运动、心理、康复等指导治疗，为患者提供必要可行的社区护理服务。健康管理服务包主要面向慢病患者，由责任医生组将电子档案、诊疗规范、健康评估、健康教育、健康指导、治疗方案和随访计划等进行整合，并经上级医疗机构、医保、卫生等领域专家评估。相较于传统的单次诊疗行为，健康管理服务包根据患者疾病和健康状况，利用预防、医疗、护理等方式形成跨越整个签约期的服务。

"临终关怀，安宁疗护"是红山街社区卫生服务中心医养服务的另一大特色。红山街社区卫生服务中心设置"临终生命关怀"区域，建立了34张安宁疗护床，通过专业护理人员和社工、志愿者提供服务。打造舒适环境，通过镇痛治疗、对症处理、缓解性照料，最大限度地缓解临终者疼痛，改善临终者的生活质量；同时，通过专业心理护理减轻家属的情绪负担，从而减少医疗资源的浪费。

"医养结合，居家照护"是红山街社区卫生服务中心医养结合服务的新尝试，以居民需求为导向，提供"医康养护送"一体化服务是红山街社区卫生服务中心的战略发展目标。通过健康生活方式指导员、医务人员团队联动提供居家照护服务，将健康照顾、健康维护和医疗照顾贯穿服务过程，满足社区居民的居家照护需求，为未来建立可持续的居家照护服务体系打下基础。以长者为中心，通过智能医疗设备、通信设施等载体，围绕健康照顾和健康维护，引入健康医疗评估和居家养老服务包，让老人在家就能随时联系自己的家庭医生，实时监测身体情况。家庭医生定期上门巡诊、护理，在需要时及时协助转诊，并与街道、社工、义工团体联合，为老人提供生活照顾服务，真正实现社区智能居家养老。

3. 经验与总结

红山街社区卫生服务中心围绕家庭医生签约管理、康复护理、临终关怀和居家照护形成闭环，并与其他医疗资源衔接，形成有机高效的医防融合、全专融合、医养结合一体化服务体系。"红山模式"的精髓是"医养康护送"（见图3-7），以医防融合、医养结合提升居民的获得感，做到全人群大健康管理，实现了医中有养、养中有医，整合各种资源，形成了立足社区全人群、覆盖全生命周期的健康照护体系与发展平台。红山街社区卫生服务中心在实践中总结了可推广的创新模式与经验，具体包括以下三个方面。

一是国企医院改革成功转制为社会公益性医院。通过医务人员合

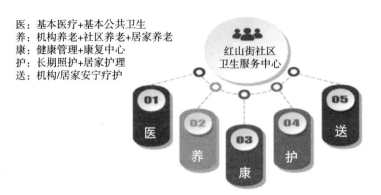

医：基本医疗+基本公共卫生
养：机构养老+社区养老+居家养老
康：健康管理+康复中心
护：长期照护+居家护理
送：机构/居家安宁疗护

图 3-7　红山街社区卫生服务中心"医养康护送"发展战略

作与精细化管理、政府部门三医联动创新、社区居民支持，走出了民办非营利性办医（具有社会企业属性）的困境，经过 15 年摸索进入良性运行阶段。社区卫生服务中心可以通过民企运营的方式，承担与公办医院一样的公卫责任，同时可以通过灵活高效的运营机制不断满足社区居民需求，创造更大的社会价值。

二是充分发挥基层卫生医护服务机构的作用，实现社区—居家医养结合。红山街社区卫生服务中心通过充分发挥社会企业的办医优势，整合医养资源，在建立"社区卫生服务、门诊住院、居家康复、生命关怀"服务闭环的同时，与急症医院保持双向联动，为老年人提供持续性服务。"街道+社卫中心+颐康中心+社工机构+护理站""五位一体"的运营管理机制统筹了卫生、人社、民政、医保、残联的多方资源，为辖区居民提供了"医养康护送"一体化服务。以居民健康需求为中心，强化家庭医生团队建设，"红山模式"探索了一条医防融合、全专融合、医养结合的发展路径，促进家庭医生签约、分级诊疗、双向转诊、医养结合统筹兼顾、融合发展，不但有利于服务整合，也能更有效地使用优质医疗资源。

三是在优化社区医院和基层服务的同时，选择综合医院开展学科建设与人才培养，陪伴患者选择重症专科服务医院。而在那些基层服务不足的地方，则需要通过构建紧密型医共体实现强基层目标。

4.挑战与发展

红山街社区卫生服务中心发展遇到如下挑战。一是院内信息化系统有 20 多个接口，成本高、效率低，亟待规范与整合；二是院内信息化系统接入上级卫健部门的系统平台后，不支持社区医院的特色服务，需要获得授权；三是民营机构人才招聘与职称评定与公立医院不同，人才培养面临困境；四是在先行先试地区，亟须进一步发挥医保支持家庭医生和社区医疗发展的作用，促进医院获得医保健康绩效奖励。

应对上述挑战的有效措施如下。一是借鉴英国社会照护法案和社区临床决策委员会的经验，在红山街社区卫生服务中心开展人头加权预算、总额付费和结算管理，实行结余留用；二是进行医保健康绩效评估与奖励，鼓励红山街社区卫生服务中心"医康养护送"一体化发展，提供连续照护，维护居民健康；三是制定符合红山街社区卫生服务中心学科建设需求的医共体和医联体政策；四是加强城市居民终生健康档案管理，完善全国与地区卫生医护服务网络、医疗保障公共服务网络，在医护机构整合二者接口，解决医护机构信息系统的"多方共管"问题；五是建立医疗信息服务商全国采购标准和省级采购平台，以准入退出机制和补偿机制杜绝乱象。

（五）数字化赋能医联体建设

1.数字化赋能医联体建设文献综述

1.1 "健康大脑"简述

在实现健康医疗数据全面融合共享的基础上，通过前沿技术与健康医学知识的复合运用，形成区域和全民健康管理的"大脑"和"中枢"，为个人、医院、医生、医药、医保、区域等提供多维度精准判断、智慧决策和持续升级的智力支持，提供对全人群的全面、全程、全生命周期的智慧化健康管理和医疗服务，为打造大健康服务生态提供智力支撑，努力成为卫生健康事业与产业高质量发展的标志性成果。杭州古珀医疗科技有限公司"健康大脑"相关建设成果及"小病慢病不出村""健康大脑+智慧医疗"等创新案例被中央电视台、《人民日报》等40余家新闻媒体报道。

"健康大脑"的核心特征有以下几个。一是技术特征——便捷、安全。打造"健康大脑"的目的是实现全区域健康医疗数据的互联互通和融合共享，提升健康医疗大数据处理能力，快速完成数据整合和共享，高效轻量地厘清区域"一本账"，在确保"原始数据不出域、数据可用不可见"的前提下，促进健康医疗数据跨层级、跨领域、跨部门的实时互通共享。二是产品特征——智慧、全面。"健康大脑"的特征是推动医疗模式从"被动治疗"向"主动预防"转变。聚焦医疗服务侧、居民需求侧、政府管理侧各类高频刚需，打造区域、机构、居民三级健康画像，拥有涵盖智慧医疗、智慧公卫、智慧监管、数字健康管理、数字健康产业、数字健康研究6个领域的成熟产品体系，实现区域医疗资源调度、健康风险监测预警、基层诊疗能力提升、全周期数字健康服务、战略目标管理等多项功能。三是场景特征——多跨、实用。"健康大脑"的目标是以问题为导向，推动多方协同以达到最佳效果。坚持从现实问题和紧迫需求出发，梳理需求清单、场景清单和改革清单，共创符合当地特色的数字场景，充分形成多方治理主体共建共治共享的合力，以"实用、好用、管用"为基本原则，以"小切口大场景"促进工作体系重构、业务流程再造、体制机制重塑，实现卫生健康领域的变革。

1.2 "健康大脑"赋能数字医共体建设思路

近年来，我国医疗信息化建设速度加快，"互联网+医疗健康"服务效能愈加凸显。但由于健康医疗领域信息系统种类繁多、行业治理主体相对分散、数据共享交换与保障体系尚不健全，经常出现数据割裂、设施落后、重复采集、多头管理等现象，如：医院内部数据与外部机构缺乏共享；医疗数据、医保数据和医药数据未充分融合；全民全程数字化健康服务供给不完善。这导致卫生健康体系整合不足、优质医疗资源分布不均、服务监管智慧程度不高、医保基金控费抓手不强、数字健康新产业新业态不够多元，各种医疗健康服务散落在各类平台，"群众不管大病小病都往大医院跑""多重疾病负担沉重""数字鸿沟"等现象仍比较突出。"健康大脑"赋能数字医共体建设的整体思路可以归结为"三统一创"，即统一云网（完善基础设施体系）、统一数仓（完善数据资源体系）、统一入口（集约建设应用支撑体系）、创新场景（基于统一云网、统一数仓、统一入口，按照实际需求创新各类数字化应用场景）。

统一云网：整合全域相关云资源，在充分利用各级卫生医护机构已有云资源的基础上，集约建设中心云。采用"中心主云—边缘云—接入端"架构，实现"一云多芯"的跨云跨网统一运维管理和统一安全服务，为各级卫生健康行政部门、医保管理部门、医疗机构及关联领域的企事业单位提供统一、安全、高效、开放的服务。

统一数仓：以用为本，打造中心可控、全程跟踪、模块化部署的数据加工流水线，实现健康医疗大数据全流程精细化治理，快速明确以人为维度的健康账册、以医为维度的资源账册、以病为维度的风险账册、以费用为维度的消耗账册等，形成区域、机构、居民三级健康画像，智慧化揭示数据背后的态势风险和供需问题，结合用户需求提供不同层级的数据产品，实现数据"实用、好用、智慧"三级转变。

统一入口：构建以服务端、居民端、治理端"三端"为核心的区域级应用平台，让医生可用、患者可用、政府可管、资源全域调配共享。为医生提供与医生工作站关联的统一移动管理工具，纵向贯通各级医务人员信息渠道，横向实现医共体间资源共享，便捷开展病历调阅、专病画像、远程会诊、上下转诊等服务；为居民提供统一健康门户，支持健康信息查阅、疾病风险预警、线上问诊、检查预约、上门护理、慢病随访等服务，方便居民从一个平台便捷获取所需服务，多措并举增强自我健康意识；为政府提供健康态势全面掌握、医疗资源全域统筹、疾病风险全量感知、服务行为全程监管的"一屏监测+实时预警"智慧工具，实现问题指标预警预测、智能分析和辅助决策。

创新场景：基于统一云网、统一数仓、统一入口的基础体系，为场景创新提供便捷的二次开发平台，支持区域、部门、医院、企业团队按需调用数据资源、获取选用组件引擎、快捷创新应用场景，并在"三端"完成发布运行。"健康大脑"以"三统一创"的整体架构形成数字医共体建设的基础设施体系、数据资源体系、应用支撑体系、业务应用体系，支持各区域、各部门因地制宜地创新数字化改革场景。

2. 杭州市萧山区数字医共体助力社区医疗服务

2021 年，在时任浙江省委书记袁家军同志的领导下，浙江省提出"健康大脑+智慧医疗"重大建设任务，萧山区先行探索数字医共体建设。萧山区充分发挥能动性，以"健康大脑+"体系为抓手打造数字医共体，赋能全区卫生医护机构，精准进行优质医疗资源扩容下沉，做到"让数据多跑路，让群众少跑腿"，为全国深化医共体改革提供了"萧山样板"。

萧山区常住人口为 211 万人，总面积达 1420.22 平方公里，是浙江省唯一突破 200 万人口的区县。2019 年，浙江省提出建设县域医共体，萧山区率先以"互联网+医疗大数据"模式启动数字医共体建设。由萧山区第一人民医院、萧山区第三人民医院、萧山区中医院、萧山医院牵头，联合各社区卫生服务中心和村卫生服务站建成四大医共体集团，形成以服务、利益、责任和发展为核心的"四共体"。

2.1　主要制度安排

深入推进数字化改革，夯实医共体建设基础。打破信息壁垒，实现管理扁平化和业务垂直化。建设医共体内部统一 OA 系统并加强智慧管理，实现医院内部和医院之间人力资源、信息资源等的高度整合和协同共享，打破医疗机构之间的信息壁垒，共享专家资源、医疗资源、信息资源、管理资源。在医共体内部实现信息联通和和谐高效运营。医共体内部可开展同步培训、在线培训、回顾性培训，使医生护士培训更便捷高效。

夯实数据底座，加强区域卫生健康数据治理。采用 XTL 轻量集成和云梯调度技术，将区域医疗机构卫生健康数据、区域全民健康平台数据、一体化智能化公共平台数据等全量数据归集，形成萧山区卫生健康数据"一本账"。一是区域医疗机构卫生健康数据，包括病历、影像、检验、医嘱、护理、手术、处方以及各类就医轨迹数据；二是区域全民健康平台数据，包括各类健康管理数据、居民健康档案以及公卫、妇幼、疾控等多部门数据；三是一体化智能化公共平台数据，包括教育、民政、人社等部门的健康相关数据。在全量数据归集的基础上，形成坚实的数据底座，建立区域临床数据共享平台，开发区域临床数据调阅共享系统，优化升级就诊信息、检查检验、临床病历等数据库。截至 2023 年 10 月，萧山区 4 家医共体牵头医院、27 家成员单位的临床数据均已接入平台，实现了区域医共体内数据轻量化互联互通。同时，通过"数知融合"数据治理，构建了 3 类 19 项数据模型、6 类 11 项预警预测和决策分析算法模型，形成"一核（大数据融合中心）、一图（数据地图）、一工具（数据管理工具）"的区域卫生健康数据体系。

基于健康数据"棋盘"推进多场景应用服务。一是拓展"互联网+"线上医护服务。萧山区 4 家医共体牵头医院及所有社区卫生服务中心均已获得互联网诊疗许可，面向群众需求积极开展互联网诊疗，提供线上复诊配药和医疗咨询等服务。例如，萧山区第一人民医院重点开展针对 12 种慢病的线上复诊、处方开具和线下医保结算、取药服务，并为有健康咨询需求的患者提供检查检验报告解读、体检报告问询等各种医疗相关咨询服务。同时，全区推行"互联网+"上门护理服务。以"线上申请、线下服务"的方式，将护理服务场景从院内延伸到家中，构建连续性护理服务模式，为失能老人、围产期妇女、术后和一些行动不便的人群提供上门护理服务。二是实现"小病、慢病不出村（社）"。以"两慢病"全周期管理为核心目标，开发"基层健康服务一站式信息平台"，做到"日常疾病在基层解决"。该平台于 2022 年 1 月在萧山区上线，覆盖全区 24 个村（社）卫生服务中心、270 个服务站点。主要包含 5 个服务场景。第一，监测服务不出村。根据慢病重点人群分布情况，设置自助监测点，配备智能监测设备，自动归集居民周期性血压、血糖等健康指标，对健康风险进行实时大数据分析和风险分层预测预警。第二，常规检验不出村。应用大数据动态感知技术，筛选指标不稳定人群、定期复检人群及其他风险人群，生成标准化检验项目清单，检测结果实时回传至医生工作站和居民（家属）。第三，慢病配药不出村。对慢病规律用药人群及用药目录、用量进行统计，结合未来 2~3 周的慢病用药个体化需求，根据处方提前配送到村卫生服务站，并通知患者到村卫生服务站核验取药。第四，住院办理不出村。家庭医生在手机端即可获得区级医院床位信息，通过云入院中心为患者办理入院预约、登记等手续。第五，康复护理不出村。大数据自动初筛失能、半失能、低保、低边、残疾等特殊群众，提供数字家庭病床和预约上门护理等服务，实现特殊人群动态管理和健康预警。三是建立城市专病管理网络。围绕慢阻肺、冠心病、骨质疏松症、脊柱侧凸、肾病、胃病、肺结节、痤疮八大常见疾病，发挥医共体总院专科优势，协调各级医疗机构，做到"一般病在市县解决"。利用区域健康数据平台，通过线上线下相结合的方式，打造"筛防管治康"五大管理系统，筛查潜在风险人群，预防预警风险人群，管理监测重点人群，诊疗医治病患人群，随访指导康复人群，打造区域智慧协同的专病管理网。四是"移动医生"平台实现跨医共体间信息共享。医共体间可利用"移动医生"平台和云影像技术，使患者就诊信息、检验检查结果、住院资料共享。患者转诊不停顿、不重复，转院的过程中专家同步在线会诊，快速制定诊疗方案，大大缩减了病人等待治疗的时间，有效促进了医共体内、医共体间在区域的上下联动。五是组建"家全专"联动机制。2023年1月，萧山区"签E生"正式上线，该应用以数字化家庭医生管理服务形式实现全区医疗数据、公共卫生数据、患者全生命周期健康数据等各类数据的融合共享，家庭医生在移动端即可按权限调阅患者的病史资料、住院情况、检验检查结果、监测数据等。同时，打通区域信息平台和区级医院内部信息系统，支持家庭医生"掌上"与区内各级专科医生、全科医生开展双向转诊、远程会诊、"云入院"等业务，将医疗服务延伸至基层，有效促进家庭医生与签约居民的良性互动。

通过在线平台，家庭医生、全科医生、专科医生进行联动，向下促进区级医疗资源向镇街、村卫生站辐射，向上对接优质专科医疗资源。家庭医生通过端口获悉签约居民就诊记录和个人健康画像，并可根据风险提示"一键"申请上级专科医生为患者提供诊疗服务；专科医生接收重病患者后可根据病况"一键"发起多学科之间的医生联合会诊，待患者康复出院时，也能"一键"下转至家庭医生，为患者进行后续检查与管理。"移动医生一张网"构建起以患者为中心、医患双向赋能的健康服务模式，使医共体分工协作更清晰、服务模式更连续。

2.2 主要经验总结

以下3个改革亮点值得关注。第一，形成一套数据治理的标准化体系。萧山区通过全量数据归集，形成了一套区域医疗健康数据治理的标准化体系，不仅实现了各医疗机构之间的检验检查结果互通共享，还满足了数据复用需求。第二，提升数智化预测预警和战略管理能力。萧山区注重应用"数据+模型"，使居民健康预测预警更加精细化、标准化，同时依托数据底座生成各类居民健康画像，提升了医共体的战略管理能力。第三，围绕整体战略目标，注重场景应用的系统化设计。数字医共体建设是医疗健康数字化改革的关键一环，必须围绕相关目标开展系统化的顶层设计。萧山区发挥数据赋能价值，围绕目标重点规划各类场景应用，形成"防未病、治小病、管慢病"的全区医疗健康保障服务体系，充分体现了数字医共体的整体性、系统性、连续性。

3. 丽水市龙泉市数字医共体实践——"浙丽乡村好医"项目

丽水市是国家推动新时代支持革命老区振兴发展和浙江加快山区跨越式发展的重点地区，2022年9月起，丽水市确定龙泉市为"浙丽乡村好医"项目试点，聚焦偏远山区群众健康管理难、医疗资源下沉难度大、村医队伍服务能力弱等痛点难点，以数智赋能有效破解医疗服务"最后一公里"难题，积极探索建立与高质量发展相适应的"城乡一体、医防融合、优质高效"的公共卫生医护服务体系，努力实现"群众看病不下山、医生诊疗不离院"，探索偏远山区乡村医疗服务优质共享新模式。

3.1 主要制度安排

构建"五大工作模块"。一是以"协管员+一体机"拓宽服务广度。以"1+1+1+1"（设岗1名健康协管员、配置1台智能一体机、为每个人发放1张"健康存折"和1个"健康储蓄码"）打造新时代"数字村医"。健康协管员队伍以常住本村网格员为主体统一接受规范培训后上岗，协助村民完成健康监测、就医预约、远程就诊等操作；智能一体机集多种医疗检测功能于一体，实现健康指标监测上传和常见多发疾病快检；"健康存折"和"健康储蓄码"作为居民端入口的实物载体，记录健康积分激励村民参与自我健康管理。二是"云诊室+流动医院"拓展下沉深度。打通"县—乡—村"贯通、"家—全—专"联动的"云诊室"，结合"智慧流动医院"打造线上线下相结合、按需响应的乡村服务体系，群众可以通过"云诊室"实现远程问诊和线上处方医保实时结算。同时，针对无法远程诊断的疑难病例，可以灵活调度"智慧流动医院"，精准匹配专科医生、医技人员随车进山，最大限度地提升山区医疗巡诊效果。三是"乡邮员+便民药柜"降低配药难度。针对山区乡村老人慢病高发、下山配药不便、偏远山区物流不畅等问题，协同"智慧流动医院"、乡邮员等多方资源开展进山送药服务；投放便民药柜，提升常用药品的供应能力，实现医保到家、医药到家。四是"服务中心+云入院"加快响应速度。针对县级医院资源下沉不足、偏远山区群众入院预约不便等问题，通过"医共体服务中心"统筹全县资源进行智慧调度，精准匹配专科医生，实现全县医疗资源集成共享"一张网"，同时赋予乡镇卫生院向上会诊转诊及入院床位预约的便捷工具，解决"看病难""住院难""复诊难"等问题。五是"健康画像+算法模型"提升服务精度。成立县级医疗专家团队，参与业务规则制定与业务风险控制，并充分运用大数据分析能力，结合疾病预测模型精准揭示数据背后的健康风险、疾病隐患和预防需求，实现大数据常态筛查和监测预警，方便医生按需调阅签约居民的全程就诊记录、医嘱信息、健康画像等全周期健康档案，辅助医生精准决策。

打造"四大应用场景"。一是打造"山里好筛防"场景。开展全人群常态化健康指标监测、传染病和重点疾病筛查，运用"健康大脑"算法模型自动识别疾病高、中、低风险人群并进行分层分类管理，主动发现应签（约）未签、应检（查）未检等各类重点人群，家庭医生根据"健康大脑"任务指派开展精细化签约、线上随访、健康宣教等管理服务。二是打造"山里好问诊"场景。向下拓展"云诊室"至村一级，群众可通过"云诊室"向家庭医生发起远程问诊，医生在线调阅患者健康画像实现精准诊疗处置，或向上发起专科医生协同会诊解决疑难杂症。"健康大脑"根据高发疾病、区域健康指标监测情况及问诊需求，智慧安排流动医生进山服务的路线和时间。三是打造"山里好配药"场景。根据医生线上问诊开具的处方配药，实现线上医保结算后，可通过便民药柜给药、邮政"乡邮员"送药、智慧流动医院带药等不同方式协同实现药品派送。四是打造"山里好入院"场景。建立"医共体服务中心"，针对"健康大脑"评估并确诊的高危风险人群，提供"线上预约+绿色通道"便捷入院服务，解决群众往返县级医院挂号、看诊、检查、入院流程繁多的问题，实现"健康大脑"早发现、医疗机构早干预、患者入院早治疗。

3.2 主要成效

一是实现健康需求从"看不见"到"全掌握"的转变。这主要表现为"健康风险底数清"。贯通卫健、医保等7个部门24套系统19.3亿条数据，夯实基层健康数据底座，打造县、乡、村三级区域健康画像和专病画像，为每个居民打造个人全周期健康档案和多维度健康画像，结合疾病预测模型精准揭示居民的健康风险、疾病隐患和预防需求，通过大数据常态筛查，自动识别高、中、低风险人群并进行分级管理，动态监测山区群众健康指标和预警情况，预警信息实时推送至家庭医生、健康协管员、居民本人及近亲属，实现对区域健康情况的清晰掌握。已实现全市常住人口健康画像、健康档案全覆盖，针对偏远山区常住在村重点人群提供健康管理服务，向试点村健康协管员派发健康预警信息1882条。

二是实现疾病诊治从"被动防"到"主动管"的转变。这主要表现为"早筛早治举措准"。加强重点人群和重点疾病的主动介入管理，实现基层医院信息系统与"浙丽乡村好医"项目的融合互通，以一套工具提升效率，节省随访、巡诊等各项成本，助力乡镇卫生院提升能力，针对异常指标或突发情况，实现多级卫生医护机构智慧调度和实时联动，确保重点疾病"早筛查、早干预、早治疗"。项目实施以来，在试点的 14 个村内新发现潜在慢病患者 239 人，通过平台进行管理。同时，建立健康积分激励机制，把村民个人健康体检报告定期推送给村民及其"健康关联人"，有效提升村民的自我健康管理能力，共同引导村民树立以预防为主的健康理念，实现从被动接受到主动参与、意识欠缺到习惯养成的转变。2023 年 2 月 2 日至 6 月 15 日，村民自发参与活跃度为 264%。

三是实现医疗服务从"跑出去"到"送进来"的转变。这主要表现为医疗、医药、医保"三个到家"。其一，通过强化远程诊疗，助力医疗到家。充分运用"云诊室"服务平台和智慧流动医院巡回诊疗服务，拓展数字化服务半径，建立常态化线上接诊和医共体内灵活排班机制，让群众在家门口就能获得基本医疗服务。2023 年 2 月 2 日至 6 月 15 日，为 24 个试点村 3546 位村民提供远程问诊 419 人次、远程会诊 23 人次，智慧流动医院进山问诊 170 人次。其二，通过推动多跨协同，助力医药到家。通过智慧流动医院、乡邮员等派送药品到村、投放入柜，由健康协管员协助完成药品发放，并做好药品溯源闭环管理和服药依从性监测，有效解决山区乡村慢病老人用药不及时、不规律的问题。2023 年 2 月 2 日至 6 月 15 日，共开展药品配送 321 次。其三，通过促进服务下沉，助力医保到家。丰富智慧流动医院、线上医保结算等功能应用，让村民在家门口就能享受基层慢病医保报销政策，打通农村医保服务"最后一公里"。

四是健康治理从"分散化"到"大整合"的转变。这主要表现为"全域医疗体系一盘棋"。在县级层面，实体化运作"医共体服务中心"，建立县、乡、村三级乡村好医服务站（中心）工作体系，打破医共体内和医共体间的信息、技术、人员壁垒，强化县级调度能力，推进县域内卫生医护服务一体化，实现人财物高度统筹和精准服务。在乡镇层面，以乡镇卫生院作为上转下沉的枢纽，打通其向上链接全市床位等医疗资源的便捷通道，对软硬件设施设备进行"一院一策"管理，基层医生能清晰掌握签约群体的健康指标和服务诉求，通过远程问诊、线上随访等手段更好响应居民需求，全面提升基层医疗机构防治病和健康管理能力。试点以来，家庭医生完成远程随访2273 人次。在村级层面，健康协管员成为山区卫生医护体系的"末端"和"触手"，实现村民健康指标持续采集管理和预警响应，真正实现小病慢病"有人帮有人管"，有效将基本公共卫生服务延伸到每个村落、覆盖每个人。2023 年 2 月 2 日至 6 月 15 日，健康协管员为 24 个试点村 3546 位村民提供日常健康监测 9697 次。

3.3　主要经验总结

一是采用政府主导、政策保障的推进模式。龙泉市"浙丽乡村好医"试点工作专班由市委副书记和分管领导担任组长和常务副组长，相关市直部门主要负责人任成员，加强组织协调，明确责任分工，围绕目标共同推进。专班领导每周牵头召开试点工作专班会议，加大工作统筹力度，协调解决工作推进过程中的堵点、难点，确保项目进度顺利。绘制作战表和路线图，明确试点工作的具体任务清单、工作要求和工作时限，实行挂图作战。为此，需要出台跨部门协同的改革制度和运营保障政策。坚持边实践探索、边建章立制，为"健康协管员""健康积分""健康存折"等创新工作机制出台配套制度，形成"智能设备+健康协管员"的特色改革路径，增强居民对自身健康管理的依从性。探索医保考核奖励制度改革，实现"知健康、享健康、保健康"。

二是数据支撑、技术赋能，完善山区慢病管理服务。龙泉市"浙丽乡村好医"项目建设将以全省数字化改革"1612"架构为指引，以"共富路上一个都不能少"为目标，以丽水特色"一心两图"健康大脑为核心，以偏远山区留守群众的"小病慢病常见病"医疗健康服务为切口，依托"数智家医""智慧流动医院""救在丽水"等现有场景基础，按照"山里好筛防、山里好问诊、山里好配药、山里好入院"四大场景进行横向融合、纵向贯通，实现偏远山区留守群众"看病不出村"、医生"诊疗不出院"，努力建立与高质量发展相适应的城乡一体、医防融合、优质高效的公共卫生医护服务体系，打造"健康共富"的标志性成果。

三是多部门协同、齐抓共管，打通医药"最后一公里"。在推进医共体建设进程中始终坚持齐抓共管，注重发挥社会、医院、家庭三方力量，共同发力做好健康管理。以网格化管理为抓手，将网格员、养老护理员培训转化为健康协管员，有效增强基层服务力量；以社区卫生服务站为主要服务提供方，组织成员单位开展健康知识宣讲、体检服务等活动，有效提升居民健康素养；以家庭为单位，完善个人健康档案，有效加强个人健康管理。

4. 台州市玉环市县域健康共同体："三全三合"与"筛防治康"并重

2018年5月，玉环市聚焦人民群众日益增长的对优质卫生健康服务的需求和现有卫生健康资源供给不足、配置不合理之间的主要矛盾，突出以健康为中心的改革导向，升级县域医共体改革理念、方法、举措，经省卫健委同意，在全省率先构建并实体化运行"预防+治疗+康复""三位一体"的县域健康共同体（以下简称"健共体"）。实施5年来，县域就诊率从2018年的74.00%上升至2023年的90.75%，基层就诊率达78.92%；"玉环健共体模式"因成效明显获2020年省政府督查激励，入选首批健康浙江行动示范样板、健康中国创新实践案例，在首轮国家紧密型县域医共体考核中获最高等次；市人民医院健共体集团获省委、省政府通报表彰，并获评全国紧密型县域医共体建设优秀实践案例、首届全国县域医共体建设优秀创新成果奖，为全省乃至全国整合式卫生医护体系建设探出新路子。

4.1 主要制度安排

一是管理体制创新。玉环市健共体将公立综合医院、乡镇卫生院（中心）、医保定点村卫生室作为建设对象，按照区域医疗资源结构布局和群众健康需求，分别组建市人民医院、市第二人民医院健共体集团，3家公共卫生机构组建公共卫生服务指导团队，全方位融入健共体（见图3-8）。其中，市人民医院健共体集团由市人民医院和5家乡镇卫生院（中心）组成，覆盖市域约60%的人口（即港南片）；市第二人民医院健共体集团由市第二人民医院和6家乡镇卫生院组成，覆盖市域约40%的人口（即港北片）。

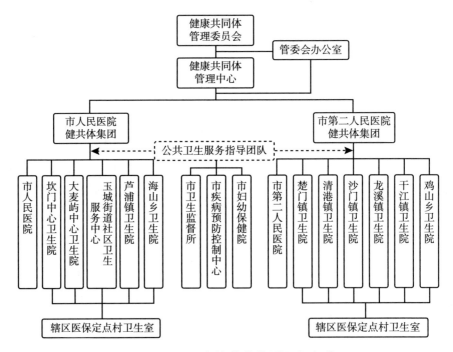

图3-8 玉环市健共体集团组织架构

　　二是强化集团领导力。主要措施如下。一是注重顶层设计，加强要素资源整合。市委、市政府以"不遗余力、不计成本、不惜一切"的决心，坚持从体制机制上解决健共体要素资源保障和可持续发展问题，放大"一家人、一盘棋、一本账"改革优势，推动资源共建共享、管理同标同质、服务优质优效。二是系统谋划，保持定力。成立由市委书记、市长任双组长，部门主要领导任成员的健共体管委会，下设健共体管理中心（与卫健局合署办公），指导出台健康、医保等方面的配套文件。依托健共体管委会"一套方案，一抓到底"，健共体管理中心"一周一例会、一月两分析"，健共体集团和公卫机构"一月一汇报、一季一评估"，推进各项重点任务。连续 5 年将健共体建设情况纳入市对部门和乡镇街道的"健康玉环"年度考核内容，制定健共体集团总院、分院绩效评价考核方案，每年调整考核项目及分值，考核结果与书记院长年薪、职工绩效奖金、医保基金结余分配等直接挂钩。三是强化保障，增添动力。市财政足额安排健共体基建设备、人才学科、信息建设、基层补偿机制改革等方面资金。实施重大医疗设备采购补助 50% 的政策，购置 DSA 等百万元以上设备 68 台，财政补助达 8187.71 万元；出台卫生人才新政（更新至 3.0 版），加大对总院下沉、分院提升的支持力度，经费由改革前的每年 200 万元增至每年 1000 万元，累计投入 11.32 亿元用于总院、分院基础设施改造。计划于 2023 年起，连续 5 年每年安排 1100 万元以上用于分院标准化建设，按照三甲医院标准投资 31.5 亿元建设市医疗中心，预计"十四五"投入将达到新高（"十三五"卫生事业经费达 14.18 亿元，是"十二五"的 3.32 倍）。四是集成改革，激发活力。结合"三医联动、六医统筹"集成改革省级试点，设立健共体专项资金池、统筹资金池，在医保支付、岗位管理、薪酬制度等方面创新突破。率先实行区域医保总额预算、住院费用按 DRGs 付费以及创新门诊按人头付费，建立"合理预付、超支分担、结余留用、精准监管"

和促进健共体双向转诊的医保激励约束机制，2018～2022 年城乡居民医保基金历年结余额超 2.3 亿元，结余率达 17.67%。实施健共体人事薪酬制度改革，建立总院、分院利益共同体，根据绩效考核结果，允许分院参照总院绩效工资总额上浮部分及绩效考核奖的 50%～90% 发放，2022 年分院人均收入较 2018 年增加 4.93 万元。五是中心共享，凝聚合力。两家健共体累计投入 2000 余万元各自建成集团一体化信息集成平台，总院、分院共用数据库，实现医院管理、患者就诊等信息互联互通。升级健共体集团检验、影像、病理、心电、消毒供应"五大共享中心"，实现"基层检查、总院诊断、数据集成、结果互认"。在全省率先将"心电一张网"延伸至村卫生室，总院胸痛中心 DtoW 时间较国家标准缩短近 20 分钟，急性心梗患者成功救治时间最短为 33 分钟，累计出具心电报告 37.16 万份，预警比例达 1.74%，第一时间成功抢救 581 名急性心梗患者生命。

三是升级"健康地图"。共计投入 750 万元升级"健康地图"，作为健共体线上支撑应用，赋能"预防＋治疗＋康复"的健康服务模式。该应用获评省数字社会最佳应用以及省卫健委数字化改革优秀案例。第一，重组数据架构模型。动态归集诊疗数据，融合数据 19 亿条、建立模型 28 个、健全专病库 7 个，构建"1＋3＋N"数字健康大脑体系（1 个"驾驶舱"，预防、治疗、服务 3 个子场景，N 个疾病病种模型）。在"浙里办""浙政钉"搭建应用入口，实现全域到个人的多层级健康数据可视化。通过"浙政钉"管理端，行政人员实时掌握全域健康数据并做出决策调整；医护人员随时随地调阅患者就诊信息，发起会诊、转诊、随访等。通过"浙里办"服务端，群众可查询既往就诊和检验检查记录，享受线上签约、线上咨询等。第二，重构预防筛查模式。在"健康地图"里开发"专科专病癌症防治系统"，将原先人为的定期定病种项目化疾病筛查升级为"项目化＋大数据"全人群常态化实时筛查，完成癌症人群分层分级评估。

自动对中高风险人群推送个性化干预方案，将新发恶性肿瘤（含疑似）信息实时推送至健共体，分院开通快速检查通道，总院及时介入治疗。2022年，首次采用"健康地图"筛查33万余人，筛出中高风险人群13.4万人，均已提前干预，肿瘤早发现能力提升20倍，有效遏制恶性肿瘤发病率和死亡率上升势头。第三，提升疾病管治水平。智能监测分析区域病种和市域外就诊病种结构，在总院公开竞聘专科专病临床诊疗中心14个，通过专科联盟、专家支援、团队指导、个性化帮扶等方式提升总院危急重症、疑难病症诊疗水平，同步给予配套扶持资金、赋予中心主任患者外转签字权，医保对新增病例按照市域外该病组均价支付，实现异地就医患者大幅"回流"，相应病种市域外就诊人次同比下降44%。根据乡镇高发疾病分布，在分院精准设置全专科门诊（病房）24个，拥有总院号源和住院优先权，总院定期开展专家坐诊、查房带教、模块培训、质控检查等下沉服务，并将专家下沉与职级晋升、人才补助、评先评优直接挂钩，提升基层常见病、多发病诊疗能力。第四，重建居家康复路径。在创新"1+1+N"健康服务（1名专科医生、1个家庭医生服务团队、N项患者服务）的基础上，"健康地图"精准锁定符合居家医疗服务病种条件的重点人群和失能、半失能人群，便于在首次病情评估后提供康复、诊疗、护理等上门服务。

四是做实医防融合。通过健共体建设，重点探索精准医防融合模式，做实基层医防融合改革、"两慢病"分级诊疗改革等多个省级试点，建立"总院统筹负责，公卫机构业务指导，专业防办技术支持，分院具体实施"的慢病管理服务体系。第一，构建数字场景。通过"健康地图"应用，构建慢病全程智慧管理场景，智能展示全域慢病健康指数，集中监测慢病人群诊疗信息。同步上线"健康地图—数字家医"，医生端设有线上签约、移动随访、风险预警、健康宣教、服务对账等模块，实时掌握并跟进签约居民健康管理情况；居民端除了可以查询个人就诊信息外，还可以自行上传血压血糖自测值，在线接受健康答疑、健康宣教等服务。据统计，系统上线随访已达15万人次，2022年全市家庭医生签约覆盖率达45.62%，重点人群签约率达95%以上，居民满意度达95.91%。第二，畅通转诊渠道优服务。以"健康地图"算法模型完善健共体分级诊疗双向转诊流程，对于需下转的"两慢病"病人，筛选出稳定期患者数据并推送至总院HIS平台，患者因"两慢病"在总院就诊时，HIS平台自动弹窗提醒专科医生下转；对于需上转的患者，系统会提示家庭医生，家庭医生分析评估后将患者通过便捷通道上转至总院，专科医生经研判后制定个性化治疗方案，痊愈出院后的患者的信息会同步推送至家庭医生，提供医疗延伸服务包，将后续诊疗服务"打包"，由专科医生、护士、家庭医生共同负责患者健康管理，并纳入健共体内部绩效考核。第三，提升同质化管理能力。在台州市率先实现基层分院慢病一体化门诊全覆盖，结合智慧化健康站建设，将一体化门诊延伸到村级，实现诊前、诊中、诊后信息化全打通、服务流程全闭环、健康管理全智能。迭代国家人工智能慢病管理系统（GDS），在预防、治疗、健康管理多维度全方位赋能家庭医生。用好国家标准化代谢病管理中心（MMC），将国家标准延伸至分院，建立全国首个"区域代谢中心—社区代谢中心"专科医联体，创新区域血糖"一站式"智慧化管理，落实随访、筛查、治疗等同质化管理。自运行以来，GDS门诊和随访辅助次数达390.16万次，规范治疗率达69.98%，"两慢病"患者基层就诊比例达87.17%，相关工作当量同比增长10.41%。第四，完善干预措施。鼓励健共体集团创新探索"健康+"模式，引导群众从"被动医疗"向"主动健康"转变。市人民医院健共体集团在全省率先与商业保险公司合作共建"健康+保险"项目。市第二人民医院健共体集团率先实施"慢病防控·健康100行动"，每年整合总院医疗专家、分院家庭医生、健康专员、社工义工等力量，组建团队开展讲座、义诊、筛查等健康活动近千场，陆续涌现出一批以"三牛"医生郑启东（省五一劳动奖章获得者、中国好人榜、中国好医生）为代表的优秀医生。

4.2 改革成效

从实际运行情况来看，玉环市健共体建设取得以下 5 方面突出成效。

一是各级党委、政府重视肯定。2019 年 6 月在玉环市召开台州市县域医共体建设现场推进会，时任台州市委书记陈奕君出席并做重要讲话。玉环市健共体模式先后在 2019 年 10 月全省医共体建设现场会、2020 年 1 月全省卫生健康工作会议、2021 年 1 月全省卫生健康工作会议、2021 年 9 月健康浙江行动首次现场会上作为典型推广，获省领导批示肯定。

二是整体健康水平持续提升。依托健共体建设，构建县域健康促进体系，顺利通过全国健康促进县复评、国家慢性病综合防控示范区省级复审，健康浙江考核连续 4 年获评优秀等次。截至 2022 年，居民人均预期寿命从 2017 年的 76.67 岁上升至 81.89 岁，居民健康素养水平从 2017 年的 19.30% 上升至 37.54%，居民体育锻炼率从 2017 年的 24.87% 上升至 45.97%，5 岁以下儿童死亡率、婴儿死亡率分别从 2017 年的 1.72‰、1.44‰ 下降至 1.56‰、1.24‰，重大慢性病过早死亡率较 2017 年下降了 37.91 个百分点。

三是总院综合能力跃升。市人民医院、市第二人民医院在 2019~2021 年二甲公立医院绩效考核中均排名前列（见表 3-5），入选首批全国"千县工程"示范单位，2021 年疑难病例 $RW \geqslant 2$ 病例数、3~4 级手术量较 2018 年分别增长 135.2%、85.6%，出院患者 3~4 级手术比例从 2018 年 44.16% 上升至 59.68%。市人民医院、市第二人民医院分别参与"千县工程"县级医院能力提升"慢病中心""胸痛中心"建设指南撰写。市人民医院 2022 年 8 月获批为三级乙等综合医院，作为代表在 2023 年全省医疗管理大会上做经验交流。

表 3-5　2019~2021 年二甲公立医院绩效考核排名

医院	2019 年	2020 年	2021 年
玉环市人民医院	全省第 1 名	全省第 3 名	全国第 1 名
玉环市第二人民医院	全省第 15 名	全省第 19 名	全国第 91 名 （全省二甲第 11 名）

四是基层卫生网底全面夯实。以分院家庭医生为核心、总院专科医生为支撑的数字化健康管理服务体系持续完善，家庭医生签约覆盖率、重点人群签约率分别达到 45% 以上、95% 以上，并呈现逐年递增趋势。特别是搭建县、乡、村"三位一体"的"心电一张网"，以村卫生室量化分级评定为抓手，推动集团心电中心延伸至村一级，累计在村卫生室首诊发现并成功挽救心梗患者 38 名。2022 年，基层分院实现医疗业务收入 29415.4 万元，较 2017 年（18635.2 万元）增长 57.8%；门急诊量达 203.7 万人次，较 2017 年（148.6 万人次）增长 37.1%，增长幅度高于总院。

五是公共卫生服务示范引领。基本公共卫生服务项目考核连续 16 年位居台州市第一，在 2018 年、2022 年省级基本公共卫生服务项目绩效评价中分别位居全省第二、第一。打造健共体下的精准医防融合模式，两家健共体集团入选国家首批县域慢病管理中心，市人民医院成为全国防控重大慢病创新融合试点首批入围单位、全国县域医共体建设慢病培训基地，董寅院长担任中国健康促进与教育协会的县域慢病健康管理分会主任委员；市二医 MMC 综合管理质量连续 5 年排名全国第二（仅次于上海瑞金医院），玉环 MMC "1+X" 管理模式被写入国家专病管理指南。

5. 重庆市铜梁区数字医共体实践——横合纵通区域医共体建设

铜梁区地处成渝地区双城经济圈中轴线上的关键节点，是重庆主城都市区"桥头堡"城市，也是中国民间文化艺术之乡、中国龙灯龙舞文化之乡。面积达 1340 平方公里，下辖 5 个街道 23 个镇，常住人口 68.8 万人。2019 年 9 月，铜梁区被国家卫生健康委和国家中医药管理局纳入紧密型医共体试点区县；2020 年初，铜梁区落实重庆市医改专项小组印发的《重庆市区县域医共体"三通"建设工作方案》精神，开启医共体改革之路，围绕"提升区域服务能力、构建有序就医格局、夯实分级诊疗制度"改革主线，以"横合纵通区域抱团"为路径推动医共体建设，形成独具铜梁特色的"医共体建设样板"。

5.1　主要制度安排

完善统筹与创新机制。一是高位谋划，注重顶层设计。在原区政府主要领导担任医共体领导小组组长的基础上，成立以区委书记、区长为双组长，常务副区长为常务副组长，分管副区长为副组长，相关部门为成员的医共体数字化改革工作领导小组，同步组建 6 个工作专班，建立定期调度工作机制，推进各项改革工作。二是统筹规划，注重科学布局。研究制定了《铜梁区医共体"三通"建设工作方案（试行）》，并将医共体"三通"建设纳入区"十四五"规划，实行项目清单管理，确保改革有序推进。按照"方便快捷、互惠互利"原则，建成以区人民医院、区中医院为龙头，28 家镇（中心）卫生院和街道社区卫生服务中心为枢纽，546 个村卫生室为网底的两大医共体，实现了医共体建设全覆盖。三是完善机制，注重高效运行。由龙头医院牵头成立理事会，制定完善制度章程，明确各成员单位责、权、义，建立"责任共担、利益共享"机制。实行基层卫生医护机构"一张图"规划、"一盘棋"建设、一体化管理，建立基层医疗机构集团化管理机制，实现横向整合。在医共体内建立统筹协调和分工协作机制，实行基层首诊与转诊整合就医模式，打通转诊、会诊、入院绿色通道，结束重复就医。

构建人才共同体。一是政策倾斜，助力人才招引。完善人员保障措施，制定基层急需紧缺人才专业目录，调整边远地区工作补贴，增加中高级职称人才数量，确保让基层"招得到人、留得住人"。2020年以来，为基层医疗机构考核招聘专业技术人员146名、急需紧缺人才110名（其中订单定向6名、"三支一扶"24名）。二是资源下沉，助力人才选派。积极落实医务人员"区聘镇用""镇聘村用"，印发《铜梁区卫生人才"区聘镇用"工作方案》《铜梁区卫生人才"区聘镇用"绩效考核办法》，将职称评定、评先评优与下派指导基层实效挂钩，激励骨干医生、学科带头人主动申请下派基层；打通基层医务人员到上级机构挂职、进修、培训的通道。2020年以来，区级医院下派"区聘镇用"人员103名，基层医疗机构定向派遣"镇聘村用"人员76名，基层医疗机构选送到上级机构挂职、进修、培训等8000余人次。三是加大力度，助力人才培育。实施卫生人才重点培养行动，建立卫生技术人才培训管理办法，持续加大名医评选、优秀卫生人才遴选力度。2020年以来，通过绿色通道引进博士3名，协商选调紧缺岗位专业技术人才13名，考核（公开）招聘硕士研究生、副高级职称人才71名；重庆市名中医、县（市、区）医学"头雁"人才、优秀基层卫生专业技术人才达到41人；累计认定卫生医护领域优秀人才134名、人才项目31项，兑现人才政策待遇595万元。

推动共同体提质增效。一是保障投入，优化就医环境。区财政持续加大对公立医院"六大项"的投入力度，建立持续、合理的投入增长机制。2020年以来累计投入资金8.5亿元，配套重点学科建设、大型设备购置，先后完成区人民医院、区中医医院的整体迁建，实施蒲吕街道社区卫生服务中心、双山与西河镇卫生院等卫生医护机构重建或改扩建项目，医疗服务环境持续改善，供给能力明显提升。同时，设立基层卫生事业发展和技术服务协作"双资金池"，2020 年以来累计筹集资金 1.28 亿元，用于医共体成员单位人才培引、远程诊断、专家指导、科研、特色科室创建等。二是数字赋能，优化分级诊疗。依托大数据技术，归集共享医疗数据资源，打通便捷服务通道，充分发挥数字技术在医疗服务中的作用，健全统筹调度、下派上挂等工作机制，引导区级医疗重心下移、资源下沉，促进区级医疗资源调度能力、镇街上转下沉枢纽能力有效提升。截至 2022 年底，全区基层医疗机构门（急）诊总量较改革前增长 26.79%，医共体牵头医院下转患者数量较改革前增长 271.11%。三是远程协作，优化互认流程。加快构建医疗资源上下贯通、信息互通共享、业务高效协同体系，建成影像、心电、会诊等远程诊断中心和区域医疗资源调度平台，实现患者信息实时共享、医疗业务相互衔接、基层检查与区级诊断互联互通，区域医疗同质化管理机制逐渐形成，2022 年远程诊疗人次同比增长 30.2%，信息化建设工作相关内容被《光明日报》报道。

大数据助力打造健康共同体。一是构建医养结合新体系。聚焦老年人群占比高、健康管理难等问题，创新建立以养老院为试点、村卫生室为基础、基层医疗机构为枢纽、医共体龙头医院为支撑的医养结合网格化管理体系，将养老护理员、村社网格员、村医培训转化为健康协管员，在养老院、村卫生室利用智能一体机就近提供健康监测，通过健康协管应用上传监测情况，实现老年人一般病问诊、配药在村卫生室或基层医疗机构完成，急病抢救、大病住院有绿色通道直达医共体龙头医院。二是构建连续服务新路径。聚焦慢阻肺患者多、连续服务难等问题，创新专病智慧管理模式，建立"三段四层"（三段即筛查阶段、诊疗阶段、稳定阶段，四层即村卫生室、镇街卫生院、医共体龙头医院、上级医院）标准化管理路径，利用大数据智能提示健康风险，村卫生室做好筛查阶段的问卷发放及回收统计，镇街卫生院做好诊疗阶段一般患者的诊疗与上转、稳定阶段患者的康复管理，医共体龙头医院做好诊疗阶段重症患者的救治与上转、稳定阶段患者的下转，为群众就近提供"防、筛、管、治、康"的全周期健康服务，有效提高慢阻肺早筛早诊早治能力，防止"小病变大病"。三是构建监督管理新模式。聚焦医疗机构监管难等卫生医护改革发展难题，打造医疗医保双轨监测平台，完善紧密型医共体管理、医疗医保联合监管等工作机制，通过对患者诊疗行为和医保数据的实时监测，构建诊前、诊中、诊后全流程监管体系，填补医保支付、医疗服务监管空白，有效治理套保骗保、重复检查等不规范行为，切实维护群众看病就医合法权益。

5.2 主要成效

重塑流程机制，医疗健康框架更完善。先后制定印发了《铜梁区创建基层区域医疗卫生中心工作方案（试行）》《铜梁区基层卫生发展"资金池"管理办法》《铜梁区远程影像诊断中心等五个中心运行实施方案（试行）》等文件，不断细化医共体成员单位职责及相关工作流程，健全绩效考核及薪酬分配体系，探索健康协管员管理制度和慢病专病服务路径，全周期健康管理模式日趋成熟，全区卫生医护服务体系更加完善。

优化资源布局，健康服务功能更全面。一是龙头医院实力更强。区人民医院成功评选为市级"美丽医院"，区中医院持续巩固三甲专科医院创建成果；依托3家区级医院建成区内胸痛、卒中、创伤、危重孕产妇救治、危重儿童及新生儿救治五大中心；全区现有区级质控中心20个、市级以上临床重点（特色）专科28个、名医工作室16个；实现两大龙头医院硬件设施环境、医疗服务能力、学科建设水平提档升级。二是镇街基层枢纽更活。深化"优质服务基层行"活动，达到基层医疗机构基本标准和推荐标准的机构数量达20个，较改革前增加18个；推进基层医疗机构全面升级，成功创建甲级卫生院2

个；成功评选市级"美丽医院"2 个，打造基层区域卫生医护中心 2 个，医共体牵头医院与其共建特色科室 4 个，提高重症诊断和抢救能力，引导技术服务下沉，实现由"输血"向"造血"的有效转变。三是村级服务网底更牢。成功创建市级"美丽村卫生室"1 个，建成标准化行政村卫生室 264 个，全区行政村卫生室标准化率达 100%。

打通服务通道，群众看病就医更便捷。整合全区医疗机构数据资源系统，依托"渝快办"平台上线"铜梁好医"居民端，辖区群众可通过"铜梁好医"实时调阅健康资讯，清晰掌握个人及家人健康状况，一键智能连线家庭医生，掌上查询在区内所有医疗机构开展的健康体检、检验检查等报告，同时可在线预约挂号、远程问诊，实现有效自我健康管理和线上便捷问诊。

5.3　主要经验总结

一是政府主导的推动模式有效凝聚合力。铜梁区在推进医共体建设进程中始终坚持政府主导，成立了由区委、区政府主要领导任双组长的领导小组，建立了"区级统筹协调、部门联动协作"的工作机制，定期听取工作汇报、协调解决重大问题，在设备购置、设施建设、预算安排、人员配置上予以优先保障，不断深化医共体建设和基层集团化改革，形成改革推动合力，确保医共体建设工作有人抓、有人管、管到位、做得实。

二是多方共享的利益机制有效激发活力。铜梁区在推进医共体建设进程中始终坚持多方共享，在建立完善上下转诊、远程问诊、检验结果互认等工作机制的同时，注重以利益分配推动责任落实，按照"互惠互利、合作共赢"原则，细化医共体内医疗机构利益分配方式，落实下派上挂医生待遇保障，发放村医和健康协管员工作补贴，有效激发医共体成员单位及医务工作者的积极性、主动性，助推各项政策措施落地落实。

三是齐抓共管的服务方式有效增强动力。铜梁区在推进医共体建设进程中始终坚持齐抓共管，注重发挥社会、医院、家庭三方力量，共同做好健康管理。以网格化管理为抓手，将网格员、养老护理员培训转化为健康协管员，有效增强基层服务力量；以医共体龙头医院为核心，组织成员单位开展健康知识宣讲、体检服务等，有效提升居民健康素养；以家庭为单位，通过"铜梁好医"完善个人健康档案，有效加强个人健康管理。

6. 依未科技：眼底精细定量 AI 技术支持整合式卫生医护体系构建

人工智能在医疗服务领域的应用能够促使医疗设备、卫生材料、药物、医生培养和临床医生诊疗手段发生质变，提高精准医疗比例，提高医疗服务的效率与质量。同时，依托人工智能服务平台建设专科专医专病联盟，能够增强区域内专家力量，提升科研技术水平，发挥集约优势，推进区域内医疗资源共享与有效利用。在互联网时代，以人工智能技术为依托，医疗服务能够逐渐走上以患者为中心的精准化和个性化发展道路。以眼部定量化筛查技术为例，该技术成本低且10 秒钟即可出具智能分析报告，有利于各年龄段人群的慢病筛查、预防、确诊助诊，且能够提供直接、全面、可靠、量化的诊断依据，辅助医生诊疗，具有推动眼科联盟、全科联盟发展的学术价值和经济价值。

6.1 适宜技术和人工智能

21 世纪以来，伴随大数据技术的发展，人工智能进入高速发展时期。人工智能是研究、开发用于模拟、延伸和扩展人的智能和思维的理论、方法、技术和应用系统的一门新的技术科学。在卫生医护领域，得益于医疗数据的不断积累和数据库的不断壮大，同时得益于机器学习的医疗数据分析功能的不断提升，人工智能开始发挥越来越重要的作用。在医疗保健领域，主要有两类人工智能技术的运用：机器学习（涉及从例子中学习而不是在预先定义的规则中操作的计算机技术）和自然语言处理（涉及计算机理解人类语言，并将非结构化文本转换为机器可读的结构化数据的过程）。医疗大数据包括病种定义、疾病分类、病症描述、生命周期和技术以及医疗大数据资源、医疗大数据安全。医疗大数据可以用于疾病诊断、监测和科学研究，支持医生做出科学判断和理性决策。

智能诊断是对医疗行业大数据应用的过程。人工智能系统能够从大量患者群体中提取有用信息，对健康风险进行评估和预警，对健康趋势进行预测和判断，反映了医疗诊断技术的升级。诊断的主体依然是医疗机构或医生个人，但是诊断所运用的技术手段和判断依据则发生了重要变化。与传统诊疗决策主要依赖医生的经验不同，智能诊断强调医疗机构和医护人员利用现代信息技术收集并分析大量医疗数据和信息，运用人工智能的机器学习和计算方法，迅速找准病例的数据依据，从而做出具有高度准确性的诊断决策。将人工智能嵌入医院辅助诊断，可以为相关疾病的早发现、早诊断、早干预给予支持，降低慢病风险。同时，人工智能诊疗与远程医疗的发展能够为区域内专科联盟建设提供平台服务和技术支持，促进整合式卫生医护体系的构建。

6.2 嵌入医院辅助诊断

人工智能的不断发展及其在医疗服务方面的应用是未来的一大趋势，将在各类疾病诊疗中发挥越来越大的作用。例如，眼底精细定量AI技术能够监测眼部疾病并辅助医生进行诊断治疗，使精准医疗成为可能，让各科医生能够及早发现风险，以便早诊断、早干预。

从医学上讲，眼底影像是眼科疾病重要的临床诊疗手段，也是内分泌、心内、神内、肾内等诸多疾病的重要诊断依据。视网膜是大脑的三大中枢神经系统之一，是全身唯一可以无创并直接观察到动脉、静脉、毛细血管和内部神经组织的器官，是全身性疾病的监测窗口。除了眼部问题，许多全身性疾病如高血压、糖尿病、动脉硬化、脑卒中、冠心病等在眼底都有体征上的相应细微变化，可以通过眼底反映出来，对其进行精准分析可为疾病诊断提供重要依据。

要发挥眼底的窗口价值，核心是能够精细发现眼底各种细微改变，并能做到随时监测。利用多维度的大数据分析并建立眼底改变跟各类全身性疾病发病病程之间的关联模型，需要借助人工智能和大数据分析技术。依未科技针对眼底独创了基于人类视觉仿生机理的"视计算"技术，让机器可准确监测眼底血管神经和病变，精准捕捉眼底图像内容的细微改变，精度可达到细胞级、微米级，符合循证医学研究规范要求和医生临床诊断需求。这项技术可以稳定地从眼底影像中提取出200多个跟全身性疾病有关的量化参数。这些参数正在帮助国内一些医院的专家进行疾病创新研究，形成对一些疾病新的认知和临床上新的标准。

除了临床创新方面的应用，眼底精细定量AI技术还可以赋能医生的实际临床诊疗工作。眼底精细定量AI技术可以辅助医生的临床诊断，同时可以持续跟踪、监测患者病情发展，辅助临床随诊分析和疾病管理，帮助医生更好地认知疾病，提升临床服务效率与质量。通过眼底精细定量AI技术，可以发现和分析肉眼难以判断的眼底血管和神经的微小病变，精确计算视盘、血管、黄斑区病灶数量和面积，及早发现多种慢病和眼病，如高血压、糖尿病、心血管疾病以及青光眼、近视眼等。分析结果能够给医生提供直接、全面、可靠、量化的诊断依据，帮助医生升级诊疗方式，使医生能更好地服务患者，提升医疗服务效率与质量。

6.3 嵌入专科联盟促进整合式卫生医护体系构建

人工智能与远程医疗的发展能够嵌入专科联盟，促进整合式卫生医护体系构建。例如，眼底精细定量AI技术既可以嵌入大医院，也可以嵌入社区，辅助医生进行精确化、个性化的诊疗，助力区域智慧远程卫生医护协作体系的构建。

以眼底精细定量AI技术为依托的长三角眼病防治专科联盟，以医疗技术作为驱动力，持续发挥集约优势，推进区域内医疗资源共享，发挥科技引领与支撑作用，有效提高眼科重大疾病救治能力。联盟能够组织长三角区域内各级医疗机构、高等院校或其他科研机构开展学术交流与培训，推动科研成果转化。同时，联盟以健康智慧大数据平台为载体，可以促进长三角各地医院之间打通相互转诊的绿色通道和互联网远程诊断通道，进一步推动多中心眼科临床研究、视觉健康大数据挖掘、视觉健康适宜技术应用等重点工作。联盟在眼部医疗技术水平提升、科研合作、学术交流、远程协作等方面积极开展工作，以提高对眼科疾病预防和治疗的区域协作能力，促进医疗资源合理利用，提高基层眼科疾病的诊疗水平，为眼病患者提供更好的服务。

6.4　总结与挑战

医疗领域一直被视为人工智能很有前景的应用领域，人工智能的有效应用能够改善人类整体的健康状况和生活质量。人工智能和远程医疗的不断发展，能够促进医疗服务提供模式和诊疗技术的不断创新。人工智能对整合式卫生医护体系建设具有如下重要价值。一是辅助临床医生进行诊断，对一些难以在临床决策中进行量化评定的参数进行精确化预测，提升医生的诊断效率和准确性，使精准医疗成为可能。嵌入专医专科专病联盟，为联盟建设提供平台服务与技术支持，建立医疗科技的研发中心，提升区域内诊疗技术水平和质量。二是辅助家庭医生和居民制定健康管理方案。嵌入区域紧密型医共体，支持家庭医生签约服务，提高社区服务能力。

医疗人工智能是人机结合的产物，由熟悉医护领域基本知识、组合算力和计算机应用的复合型人才及相关设备构成。其发展遇到如下挑战。一是如何评价与定价；二是如何进入医护机构采购目录。需要通过国家卫健委和相关部门立项进行研究与试点，尽快制定和出台相关政策。

第四章
借鉴篇

在全球范围内，将市场和竞争机制引入卫生医护服务系统带来了一系列不可忽视的问题。医疗服务的碎片化问题愈演愈烈，严重妨碍了卫生医护资源的合理配置，使卫生医护资源无法发挥协同效应和整体优势。[①] 碎片化的卫生医护服务走向以人、家庭、社区为中心的整合式卫生医护服务已成为国际社会卫生医护治理的重要理念，是实现全面健康覆盖的重要策略。各国实现整合的方法不尽相同，但都遵循"以人为本"等原则，围绕健康需求提供全生命周期的连续性卫生医护服务，管理方式实现安全、有效、及时、高效、质量可接受的整合式卫生医护服务模式。整合式卫生医护服务的最终目的是确保人们在不同级别、不同医疗场所能够获得包括健康促进、疾病预防、诊断、治疗、疾病管理、康复及姑息治疗服务等在内的一生的需要。本篇主要介绍国外典型的整合式卫生医护服务体系建设案例，包括美国管理式医疗与责任医疗组织、英国三级一体化的保健体系、德国黑森林整合式医护模式、荷兰整合某特定区域内慢性病卫生医护服务、日本社区首诊制与"三级医疗圈"以及新加坡区域医疗集团。

[①] 蔡立辉：《医疗卫生服务的整合机制研究》，《中山大学学报》（社会科学版）2010 年第 1 期，第 119~130 页。

一　美国管理式医疗的发展与整合

美国卫生医护服务体系以商业保险为主，费用高昂，但健康绩效产出不高，这种状况与美国卫生医护系统的割裂、医疗服务的碎片化不无相关。美国大部分医生和医院是相互独立的，医疗服务提供者"各自为政"，在服务上缺乏协调性，因此需要对医疗资源进行系统性的整合，为患者提供具有连续性、整体性且高效的卫生医护服务。2010年，奥巴马政府《平价医疗法案》的实施，倡导建立以价值支付为导向的责任医疗组织（Accountable Care Organizations，ACOs），鼓励市场自发建立医疗联合体整合卫生资源，以期改变美国医疗服务碎片化的局面，控制医疗费用，提高服务效率和公平。[①]《平价医疗法案》设立了结余留用的支付方式，以激发卫生医护服务者控制费用、提高质量的积极性。[②]

（一）奥巴马政府《平价医疗法案》(Affordable Care Act，ACA)

美国以就业为基础的筹资体系使得一部分低收入劳动者没有医疗保险。雇主为雇员提供医疗保险是一种员工福利，是自愿行为而非强制性要求。首先，对于一些小企业来说，它们无法以合理的价格获得团体保险，因此就可能选择不为员工提供保险福利。其次，员工有可能选择不参加医疗保险，因为保险费一般由雇主和雇员分担，很少有雇主愿意为其员工支付100%的保险费。因此，在美国，绝大部分低

---

① Jacobs, L., "Health Reform and the Future of American Politics," *Perspectives on Politics* 12 (2014): 631-642.

② 王梦媛等：《美国节余分享计划下的责任医疗组织制度研究》，《卫生经济研究》2017年第1期，第53~57页。

收入劳动者可能没有任何医疗保障计划，他们既没有商业医疗保险，也没有资格获得公共医疗保障福利。① 奥巴马政府《平价医疗法案》改革就是针对这一类人群的，目的是扩大医疗保险的覆盖范围。②

2010 年，《患者保护与平价医疗法案》（Patient Protection and Affordable Care Act，PPACA），亦称《平价医疗法案》，颁布的主要目的是减少未投保的人数。ACA 明确规定：保险公司不得因为身体已有状况拒绝参保人或进行价格歧视。只有两个因素被允许作为保险费额度变化的根据——年龄和是否吸烟。同时规定：老人保险费不得超过年轻人的 3 倍，烟民保险费不得超过不吸烟人保险费率的 1.5 倍；保险公司若将保险费调高 10% 及以上，需要公开证明其合理性。③

没有私人或公共保险的个人必须通过基于网络的、政府运营的医保交易所购买保险公司提供的保险，不买则要在缴税时缴纳收入额 2.5%（2016 年）的罚金。政府医保交易所是政府建立和管理的一个电子交易系统，专门用于个人自购医保。各保险公司可以选择在该电子交易系统上出售自己的医疗保险计划。政府医保交易所将确定个人是否有资格获得 Medicaid 或 CHIP 保障，若没有资格，个人将参加公共计划，购买由政府批准的私人公司提供的医疗保险计划。联邦政府从税收所得出钱补贴经济条件欠佳者的保险费，保证保险费支出在其收入的合理范围内。奥巴马政府《平价医疗法案》基本上是一个围绕医疗保险的联邦规则框架，目的是通过要求每个人都有健康保险或通过缴纳税款来减少美国普通家庭支付的无补偿医疗费用。

---

① 任丽娜：《美国医改举步维艰的公共选择理论分析》，《辽宁大学学报》（哲学社会科学版）2019 年第 3 期，第 168~176 页。

② 严美琪：《试论奥巴马医改对我国医改的借鉴意义》，《劳动保障世界》2017 年第 17 期，第 18~19 页。

③ 邹武捷：《美国医疗保险改革分析——以奥巴马医改与特朗普医改对比为例》，《中国保险》2020 年第 3 期，第 61~64 页。

（二）管理式医疗（Managed Care）

美国传统的医疗保险制度采取按服务项目付费的理赔方式，医疗保险计划允许参保人在任何地方从任何医疗机构、医生那里获得医疗服务。医疗服务供给以专科医生为主导，缺乏初级保健体系，患者可以自由选择医疗机构。医院和医生通过提供最先进的医疗技术和设备来吸引患者，推动服务利用率不断攀升。[①] 保险公司对医疗机构的定价和患者的服务使用几乎没有控制权，仅扮演被动的付款人角色。同时，保险公司没有动力去管理服务提供方式和改革支付方式以及控制医疗机构的费用，因为它们可以直接通过保险费的上涨来维持其利润。

1910 年，美国华盛顿州的西部诊所创立了第一个健康维护组织（Health Maintenance Organizations，HMOs），这标志着美国管理式医疗的诞生，此后成为美国商业健康保险的雏形。20 世纪 90 年代以来，私人健康保险费的不断增长迫使雇主转向管理式医疗，将医疗、定价和支付与融资、保险功能相结合，以应对保险费持续上涨带来的经济压力。[②]

管理式医疗是一种通过有效管理医疗服务，包括价格谈判和支付方式改革，为参保人员提供全面医疗保健服务的制度安排。它是一种医疗保健提供方法，在一个机构中整合筹资、保险、医疗服务提供和支付等多种基本功能。美国的管理式医疗主要有以下几点特征。第一，保险机构介入医疗管理。各种类型的保险机构与医药机构建立直

---

①　Wilkerson, J. D., et al., "The Emerging Competitive Managed Care Marketplace," in Wilkerson, J. D., et al., eds, *Competitive Managed Care: The Emerging Health Care System*, San Francisco, CA: Jossey-Bass Publishers, 1997.

②　McGuire, J. P., "The Growth of Managed Care," *Health Care Financial Management* 48 (1994): 10.

接或者间接的合作关系，形成管理式医疗组织（Managed Care Organizations，MCOs）。第二，MCOs 组织参保人形成团购市场，保险费基于雇主与 MCOs 之间的合同确定。MCOs 承担亏损风险，包括提供的医疗服务成本超过固定保险费收入。第三，MCOs 为患者提供整合式服务，并引入健康管理、风险管控、健康干预，降低客户的疾病风险，达到成本控制的目的。第四，创新支付机制，激励医疗服务提供者提高效率、降低成本。

管理式医疗推动了美国卫生医护服务体系的根本转变。到 2016 年，雇主按服务项目付费的医疗保险计划基本失效。美国管理式医疗保险组织（Managed Care Organizations，MCOs）主要包括 HMOs 和优先提供者组织（Preferred Provider Organizations，PPOs）两大类。HMOs 适用于低收入人群，保险费相对便宜。

为了控制费用，购买 HMOs 保险的患者由保险公司指定一名家庭医生。[①] 如果患者病情较重需要转诊，必须通过家庭医生转诊，且得经过保险公司同意。除紧急情况外，凡不通过家庭医生转诊直接去医院就诊的，保险公司将不会分担医药费用。针对价格较为昂贵的 PPOs 保险，患者可以不通过家庭医生转诊直接去看专科医生。但是由于大医院的预约排队时间较长，且美国家庭医生水平较高，大多数可以直接去专科医院就医的患者也会选择一名家庭医生。

美国凯撒医疗集团（Kaiser Permanente）是典型的 HMOs 模式，拥有 890 万名会员，约覆盖全美 8 个地区及 9 个州，企业集团参保占 78%，政府购买的老人与低收入人群医疗保险占 17%，个人参保占 5%。[②] 集团拥有自己的保险机构、医院和医生团队，为会员提供

---

① 黄国武、吴迪：《英美德家庭医生相关制度比较》，《中国社会保障》2017 年第 9 期，第 76~79 页。

② 周娟：《凯撒医疗管理模式及其对中国商业健康保险的借鉴意义》，《人力资源管理》2015 年第 8 期，第 14 页。

全周期、一站式的综合医疗保健服务。参保方购买凯撒医疗集团的保险，将资金交给凯撒医疗集团，注册成为会员，相当于购买了凯撒医疗集团整体的医疗保健服务。凯撒医疗集团根据会员需求，选择合适的医护人员、诊所、药房或医院。凯撒医疗集团在收取会员费用之后，与医院或医生团队签约，协商确定相应的卫生医护服务价格，并将一定比例的保险费拨给医疗服务提供者。[①] 凯撒医疗集团的服务管理体系如图 4-1 所示。凯撒模式整合了患者、医疗服务提供者和保险机构，重构了医、保、患三者之间的关系，其管理的主要特点是：基于利益相关理论，通过闭环筹资、服务和支付，实现控制费用、提高质量、改善会员健康的结果，同时将医疗服务中各方市场的博弈成本降到最低。近年来，凯撒医疗集团以"低价且优质"的医疗服务闻名世界，2015 年凯撒医疗集团的医疗成本相较于其他医院降低了 17%。

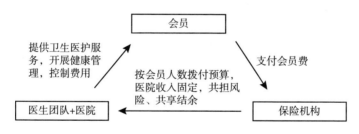

图 4-1 凯撒医疗集团的服务管理体系

（三）责任医疗组织（Accountable Care Organizations，ACOs）

随着管理式医疗日益强大，越来越多的雇主选择加入管理式医疗

---

① 钱晨、王珩、李念念：《凯撒医疗及其对我国紧密型县域医疗卫生共同体建设的启示》，《中国卫生资源》2020 年第 2 期，第 172~175+181 页。

保险计划以应对保险费上涨的经济压力，买方的市场主导地位对医院和医生造成了一定压力。卖方认为这种买方选择权对他们的独立性和收入造成了威胁。为了抵抗市场力量，卫生医护服务提供者开始寻求整合，组建由医院领导的综合机构，提供多样化的综合医疗服务。服务提供者通过机构并购结盟的方式以维持自己的自主性，并增强在健康保险计划中的协商议价影响力。对于管理式医疗组织而言，与提供全面服务的机构签订合同既有利于提高效益，也能确保为参保者提供全方位的卫生医护服务。[①]

1. 责任医疗组织的内涵

ACOs 最早由美国达特茅斯医学院专家 Fisher 和布鲁金斯学会的 McClellan 创立，他们强调 ACOs 具有三个核心特征：以初级保健医生为基础，采取与降低总成本、提升质量相关的支付方式，采取能体现节约的绩效考核措施。[②]

ACOs 是负责改善特定人群整体健康状况、提高医疗效率和医疗满意度的综合医疗组织。[③] 以医生和医疗机构的自愿参与为基础，由卫生医护服务提供者组成团队，共同承担医疗照护质量改善和成本控制责任。ACOs 通过支付方（政府或商业保险公司）按人头付费，按照既定的质量要求为特定人群提供针对某种疾病的连续性医疗照护。按人头拨付的费用结余，由支付方和服务提供者进行共享，旨在激励 ACOs 通过机构协作与资源整合降低成本、提高服务质量。

奥巴马政府的《平价医疗法案》改革在美国 Medicare（针对 65

---

① Letourneau, R., "Partnering for Better Population Health Management," *Health Leaders Magazine* 17 (2014): 48−51.

② Kronenfeld, J., Parmet, W., Zezza, M., *Debates on U. S. Health Care*, Thousand Oaks: SAGA Publications, 2012, pp. 100−104.

③ DeVore, S. and Champion, R. W., "Driving Population Health through Accountable Care Organizations," *Health Affairs* 30 (2011): 41−50.

岁以上老年人和残疾人）体系中大力推广 ACO 项目。ACO 项目从奥巴马政府《平价医疗法案》实施开始，商业医疗保险自主跟进。目前，除 Medicare 外，United Health、Aetna 等大型商业医疗保险公司也设立了一些 ACO 项目。ACOs 与第三方付费机构（如 Medicare 或 MCOs）签订支付合同，为其参保人提供医疗服务，并且支付人要对医疗服务的质量和成本负一定责任，由此形成了一种高度整合的卫生医护服务体系。

ACOs 创新了医疗服务供给模式，集医院、全科医生、专科医生和其他卫生专业人员于一体，共同对患者的医护质量和医疗成本负责，在一定程度上改善了美国长期以来医疗服务供给体系碎片化的局面。[①] ACOs 与保险公司签订的支付合同覆盖整个医疗过程，对患者医疗服务的质量和成本负责，因此有动力控制成本。[②] 此外，支付机构对医生和医院提供更高质量的医疗服务实施结余资金激励。在这种激励下，ACOs 整合医疗资源，分工协作，重视以疾病预防与管理为基础的初级医疗保健服务，合理利用医疗资源，减少医疗资源的浪费，节约成本，保障医疗服务的质量。

2. 结余共享计划与 ACOs 医保费用控制机制

ACA 授权联邦医疗保险与医疗救助中心（Centers for Medicare & Medicaid Services，CMS）经办 ACOs 工作。在 Medicare 保险计划中，ACOs 与 CMS 签订合同，合同至少以 3 年为一个周期，每个 ACO 负责至少 5000 名受益人 3 年的卫生医护服务，实行结余共享（Shared Savings Plans，SSP）的支付机制。

---

① 王萍：《美国责任医疗组织的机制设计与竞争关注述评》，《经济学动态》2012年第 4 期，第 151~155 页。

② Song, Z. and Fisher, E. S., "The ACO Experiment in Infancy: Looking Back and Looking Forward," *Journal of the American Medical Association* 316（2016）：705-706.

　　ACA 创立的结余共享奖惩机制，是一种按人头付费、结余分享机制，引导服务提供者重视成本控制和质量的不断改善。[①] 操作过程如下：CMS 首先测定风险调整基准，即 Medicare 受益人在没有参加 ACOs 情况下的过去 3 年的医保年支出额，将其预先设定为本年医保费用上限，年终统一结算。在 ACOs 能够达到特定的医疗服务质量绩效标准的情况下，若实际医保费用低于限定额，就可获得因成本压缩、效率提高带来的部分结余收入，并在组织成员之间进行分配。

　　SSP 采用"基于过去进行预测"的办法测算每个 ACO 应分配的 Medicare 受益人数，CMS 根据某区域内医疗机构在建立 ACOs 前服务的人数，确定下一个执行年度各个 ACO 应分配的医保受益人数，并确定最新的医保风险调整基准。受益人数确定后，将依据每个 Medicare 受益人过去 3 年的医保支出情况测算人均年支出，并应用统计学方法为参加不同计划的 Medicare 受益人分别确定统一的标准。[②] 最终，将"被分配的受益人数"和"受益人的人均年化支出"相乘，得到每个 ACO 最新的医保风险调整基准。结余或亏损即为 1 年实际卫生医护服务费用与受益人群基准数额的差值。[③]

　　ACOs 按协议比例保留结余部分作为经济奖励。依据自身规模、财务管理和风险承受能力，ACOs 与 Medicare 签订协议时有两种结余共享模式可以自由选择，即"单边模式"（One-side Model）和"双

---

① McWilliams, J. M., "Changes in Medicare Shared Saving Program Savings from 2013 to 2014," *Journal of the American Medical Association* 316（2016）：1711-1713.

② 陈曼莉等：《美国责任医疗组织的制度设计与启示》，《中国卫生经济》2015 年第 3 期，第 94~96 页。

③ Detailed Summary-MedicareShared Savings/Accountable Care Organization（ACO）Program, American College of Physician, Nov. 15, 2011, https：//www.acponline.org/sites/default/files/documents/running_ practice/delivery_ and_ payment_ models/aco/aco_ detailed_ sum. pdf.

边模式"（Two-side Model）。① "单边模式"是指仅分享结余收益而不承担超支亏损风险。这种模式适用于 ACOs 前 3 年的合约，针对一些小规模或缺乏经验的 ACOs，最多能分享结余的 50%。"双边模式"是指不仅分享结余还需承担超支亏损风险。依据风险与受益相对等原则，参加"双边模式"的 ACOs 能够获得更大比例的结余分享（最多共享结余的 60%），同时要承担相应的超支亏损风险。如果超额部分大于或等于基准的 2%，ACOs 需支付一定的罚金。一般情况下，财务管理和风控能力较弱的小型 ACOs 会选择不需要承担超支亏损风险的"单边模式"，大型 ACOs 则往往倾向于"双边模式"。但是，无论选择何种模式，ACOs 都必须满足 CMS 制定的一套医疗服务质量绩效考核指标，同时超过规定的最低结余额度，才有资格分享结余。

3. 医疗绩效和质量考评与奖惩机制（Quality Measurement Methodology，QMM）

ACOs 获得结余共享资格的前提条件是满足 CMS 制定的一套医疗服务质量绩效考核指标，结余共享比例与绩效考核结果挂钩，以保证 ACOs 的医疗服务质量。2012 年正式推行 SSP 以来，CMS 制定了 "ACOs 医疗质量指标说明"，并根据美国医疗服务相关政策的变化不断进行指标调整与更新。

CMS 主要从改善患者疾病护理状况、优化人群健康管理方式两个角度出发，围绕患者或照护者的体验、预防保健、患者安全、服务协同性和高危人群 5 个领域，确定了若干指标用以考核 ACOs 的卫生医护服务质量。② CMS 对每项指标都从适用人群特征、指标设置的基本原理、与指标相关的临床专家意见等几个方面进行具体说明，以保证每个指标

---

① 罗雪燕、李俊：《美国责任医疗组织制度对我国构建医联体的启示》，《卫生经济研究》2017 年第 4 期，第 39~42 页。

② 刘俐、冷瑶、邓晶：《美国整合医疗对我国医联体建设的启示》，《卫生软科学》2021 年第 2 期，第 93~97 页。

的科学性和合理性。此外，ACOs 还需满足其他非 CMS 制定的医疗质量评价指标，包括美国卫生保健质量和研究署（AHRQ）、美国心脏病学会（ACC）、美国医学会（AMA）、国家质量保证委员会（NCQA）等权威组织和机构制定的相关指标。CMS 负责汇总所有指标。

CMS 通过 CMS 报销数据和管理数据、ACOs 医疗质量报告网页及患者医疗经历调查等多种渠道收集指标评估所需的数据，并依据统计分析结果对每个 ACO 的医疗质量进行评价。ACOs 在每个年度的绩效都需要达到最低的绩效标准，即每个领域必须有 70% 以上的绩效达标率。CMS 用绩效评级的结果来确定给 ACOs 的具体结余分配率或罚金。[①] 若 ACOs 在任何一个领域的绩效达标率不足 70%，则会被列入纠正行动计划，并在下一年度重新评估；若下一年度仍未完成指标，则终止合约。

二 英国三级一体化的保健体系

1948 年，英国建立国民保健服务体系（National Health Service，NHS），坚持全民性、综合性、免费医疗服务的基本原则。为此，政府几乎买下全部医院，支付医务人员工资，由政府医院向国民提供免费的住院保健服务，社区看医生和部分药费自理。受经济周期、政党政治因素等的影响，NHS 从建立之初起不断发生变化，经过多次重大改革，逐步构建了整合式的基本保健服务体系。

（一）英国国民保健服务体系改革与整合

英国已经形成了一个以 NHS 为基础，强化疫情防控新阶段的疾控体系建设、夯实社区功能的基本保健体系。政府医院先改为信托医

---

① 吴琼、马晓静、王珩：《责任制医疗组织医保制度对紧密型医联体建设启示》，《中国医院》2022 年第 5 期，第 34~37 页。

院，再改为信托基金医院。英国基于社会契约形成的家庭医生之间、社区医院与专科医院之间的协作与内部市场竞争的关系，凸显了全周期维护健康和国民保健服务体系建设，并且结束了单体医护机构发展和就医模式碎片化的局面。

1. 准市场化改革（1980~2014年）

英国政府在医疗领域扮演两种重要角色。第一，筹资者与购买者。政府直接从税收中为医疗筹资并负责购买医疗服务，国民在纳税后可以享受免费住院服务和家庭医生服务，个人仅付看诊费和部分药费。第二，提供者。为了减少交易成本，英国政府几乎买下所有医院。政府直接设立和运营公立医疗机构（政府医院），为国民提供基本保健服务（部分药品除外），即筹资、购买与服务"管办不分的集成体制"。在 NHS 建立初期，英国政府既是医疗服务的筹资者与购买者，又是服务的提供者。[①]

英国医疗体系的筹资方式以及不断上涨的医疗服务成本给英国政府带来了巨大的财政压力。英国政府认为，建立一个全民免费的医疗系统，将会大大改善全民的健康状况，因而医疗保健成本必将随着时间的推移而不断下降。[②] 然而，这并没有考虑到医药技术的发展、慢性病的增加、人口结构的变化所带来的影响，NHS 的成本实际上每年持续增长，且英国医疗保健费用有抑制不住的上涨趋势。研究表明，在 NHS 运营的第一年，英国政府在医疗保健方面花费了约 114 亿英镑，约占国内生产总值的 3.5%。[③] 但到 2015/16 年度，英国政府在医疗保健方面的花费增长了 10 倍多，达到 1470 亿英镑左右，占

---

① Klein，R.，*The New Politics of the NHS：From Creation to Reinvention*，London：Radcliffe，2013，pp. 25-38.

② Greener，I.，*Healthcare in the UK：Understanding Continuity and Change*，Bristol：The Policy Press，2008，pp. 14-23.

③ Harker，R.，NHS Funding and Expenditure，House of Commons Library：Sources of Statistics，2012.

国内生产总值的近 7.5%。① 英国卫生医护保健支出的增长率远远超过其国内生产总值和公共服务支出总额的增长率。

NHS 成立以来，免费提供全民医疗服务不可避免地给英国政府带来了巨大的财政负担，不断上升的医疗服务成本也成为一个令人担忧的问题。医疗费用的增长远高于英国政府的估计，政府不得不加大对 NHS 的资金投入，以满足日益增长的医疗需求。② 高额的医疗服务投入在经济衰退时期显然是不可持续的，英国政府开始进行卫生医护领域的改革。受到新自由主义和新公共管理运动的影响，市场和竞争机制开始被引入公共服务领域，被认为是提高医疗服务效率与质量、控制医疗服务费用增长的有效手段。

在 20 世纪 80 年代中后期，效率、质量、成本控制等成为英国卫生医护服务供给所追求的优先事项，英国政府开始在医疗服务领域引入市场和竞争机制改革，将政府购买者与提供者的角色进行分离。③ 英国建立了医疗信托基金（一种代人理财的法人治理模式），如"全科医生基金持有者"（GP Fundholders，GPs）和后来更名的"初级卫生保健信托"，代表民众向医护人员和医疗机构购买服务，扮演付费者（Payers）和购买者（Purchasers）的角色。1991 年以后，政府医疗机构法人化、实体化（信托医院），政府不断弱化自己医疗服务直接提供者身份，同时大力鼓励私人医院提供 NHS 服务，各类提供者通过竞争的方式获得医护付费。这是政府筹资、信托购买和法人服务的"管办相对分离的信托体制"，反映了鲜明的市场化特点：国家不

---

① ONS, UK Health Accounts：2015，2017.

② Ham，C.，*Health Policy in Britain*，Basingstoke：Palgrave Macmillan，2009，pp. 56-78.

③ Walker，R. M.，Brewer，G. A.，Boyne，G. A. and Avellaneda，C. N.，"Market Orientation and Public Service Performance：New Public Management Gone Mad？" *Public Administration Review* 71（2011）：707-717.

是医疗服务的直接提供者，而是医疗服务的购买者，同时存在可选择的医疗服务提供者（包括 NHS 提供者、私人提供者和志愿组织等）。由此，在医疗服务领域形成了一种内部市场，不同类型的供应者之间通过相互竞争买方的合同获得医疗付费。①

2013 年，英国开始实施《2012 年国民健康与社会保健法》（以下简称"2012 年法案"），仍然保持政府筹资、信托基金医院内部竞争市场的服务供给模式，即公共部门整体组织架构不变，在其内部模拟市场机制，通过政府购买服务建立医护服务提供者之间的协作与有序竞争的运行机制。在服务购买方面，"2012 年法案"建立地方临床决策委员会（Clinical Commissioning Groups，CCGs），负责从本地临床需求出发代表居民购买医疗服务。英国卫生费用预算为：10%用于支付疾控体系；30%用于支付家庭医生、军人、服刑人员、戒毒人员、残疾人的服务项目；60%用于支持地区临床诊断服务，包括内设全科的社区医院、专科医院、精神医院、医疗康复等。地方临床决策委员会掌握了大约 2/3 的英国卫生医护费用预算，在选择服务提供者和购买服务方面拥有比较大的自主权。在服务供给方面，专科医院和社区医院改为"基金信托医院"，由政府直接管理变为依靠法人化的治理结构进行管理，允许其平等竞争 NHS 基金补偿、慈善基金，甚至其他第三方医疗基金，实行理事会领导下的董事会制。同时，"2012 年法案"制定了一系列关于竞争的规则，鼓励地方临床决策委员会通过竞争性招标的模式扩大服务提供者之间的竞争。② Monitor 成为经济监管机构，执行竞争法以防止 NHS 机构的反竞争行为。

---

① Le Grand, J. and Bartlett, W., *Quasi-Markets and Social Policy*, London：Macmillan, 1993, pp. 10-29.

② Krachler, N., Greer, I. and Umney, C., "Can Public Healthcare Afford Marketisation? Market Principles, Mechanisms, and Effects in Five Health Systems," *Public Administration Review* (2021)：1-11.

2.整合式服务体系构建（2014年至今）

人口结构变化、医疗需求增加以及医护人员短缺等问题，危及国民保健服务体系的可持续性。同时，市场竞争机制带来一系列不可忽视的问题。医疗服务碎片化问题愈演愈烈，严重妨碍了卫生医护资源的合理配置，难以发挥协同效应和整体优势。从2014年开始，英国政府出台了一系列政策尝试转变现行卫生医护提供方式，促进医疗机构与社会保健服务之间的协调发展，以满足医疗服务需求以及控制不断增长的医疗费用。基于"购买与提供分开"原则，英国政府从区域、地方和社区三个不同层面持续推动整合式卫生医护供给模式改革。

2.1 区域层面的整合式卫生医护服务改革

2014年10月，英格兰可持续性改革的五年展望方案（NHS Five Year Forward Review）发布。该方案选取了44个可持续性与转型合作关系（Sustainability and Transformation Partnerships，STPs）先行先试地区，在区域层面构建整合式卫生医护供给模式。STPs先行先试地区是跨越传统CCGs界限的非实体机构，覆盖平均人口规模为120万人的区域（人口覆盖范围最小为30万人，最大为280万人）。STPs的领导人大多来自地方临床决策委员会和NHS信托或基金会信托医院，少数来自地方政府。总体来说，其主要目的是：提高卫生医护质量，构建整合式卫生医护供给模式；改善与增进居民健康和福祉；提高医护服务效率。这意味着NHS和社会保健系统共同协作，为患者提供整合式服务，包括医疗保健与社会保健的整合、初级保健与社区保健的整合等。[①] 例如，全科医生与医院专家、地区护士和社会工作者更

---

① Sustainability and Transformation Plans in the NHS: How are They Being Developed in Practice? The King's Fund, Nov. 14, 2016, https://www.kingsfund.org.uk/sites/default/files/field/field_publication_file/STPs_in_NHS_Kings_Fund_Nov_2016_final.pdf.

密切地合作，提升对慢性病患者的护理质量。随后，STPs 进一步升级为"整合型卫生医护系统"（Integrated Care Systems，ICSs），覆盖整个英国，并拥有更多的服务规划权力。

STPs 主要包括以下内容。第一，转变医院定位。将服务集中在约定的地点和地区，重新配置专科服务，减少医院和床位数量。以多塞特为例，重新设计了医院服务提供方式，在社区增加全专融合服务。在 2013~2014 财年 1810 张床位的基础上，到 2020~2021 财年减少到 1570 张床位，非计划住院和手术减少 20%~25%。第二，重新设计初级保健和社区保健服务。整合 NHS 和当地政府协同的综合服务。以全科医师为核心，组成包括基层公卫医师、医务社工、药剂师等，必要时加入专科医师的团队，开展医防融合、全专融合的社区医疗、精神卫生、公共卫生等服务，联合构建整合型医护社区（Integrated Care Community，ICC），减少患者对医院服务的需求。筛选重点人群，指定个案管理师，打通院前检查和院后回家康复管理的无障碍通道。第三，支付方式改革。基于人头加权、健康评估形成总额预算、人头包干和结余留用。第四，管理模式创新。基于电子病案、资源共享、互通互认和信息共享平台整合就医模式，抑制资源浪费，改善患者体验和提高服务绩效。

为此，英国政府采取了一系列配套措施。第一，建立 STPs 整合转型基金，包括统一规范行动的普通转型基金，以及针对特定行动的专项转型基金，如支持健康老龄化、糖尿病系统防治和管理的额外试点基金，通过项目带动整合改革。第二，建立整合导向的绩效评价体系。区域体系绩效衡量的综合指数包括三个方面的内容：患者、医护人员和公众评价；当地卫生服务及其提供者整合的程度；个性化服务以及预防性服务。质量考核从侧重个体机构转变为更加重视系统层面的工作和质量，通过评价体系促进服务提供者为共同的目标负责。第三，建立整合导向的预算分配与决策机制。支持 CCGs 合并以及不同 CCGs 之间开展联合购买，打破传统以 CCGs 为基础的独立购买者边界，从体系层面规划并整合资源，提高特定服务购买规模效益。[①] 此外，部分地方尝试在 ICSs 内部统一规划预算使用，建立以 CCGs 与医疗机构为主的"合作委员会"，负责协调区域内医疗保健服务组织，促进服务整合。

2022 年 7 月，英国基于《国民健康与社会照护法（2022 年修正案）》，废除了社区临床决策委员会，在英格兰地区依法设立了 42 个 ICSs，并直接拨付资金给 ICSs。ICSs 由两个关键部分组成：整合型卫生医护理事会（Integrated Care Board，ICB）和整合型组织伙伴关系（Integrated Care Partnerships，ICPs）。整合型卫生医护理事会取代原有的地方临床决策委员，负责地方卫生医护预算、购买医护服务。整合型组织伙伴关系是法定的委员会，涉及广泛的系统合作伙伴（包括地方政府、志愿服务社会组织 VCSE、NHS 等），负责为地区制定基本保健发展规划。

2.2 地方层面的整合式卫生医护服务改革

英国早已形成了"全科诊所—医院—社区保健服务"三元结构。其中，全科诊所和医院属于 NHS 的重要部分，负责大部分患者的诊治；地方政府负责社区及人群层面的公共卫生和健康管理问题；社区保健服务主要由地方政府负责，许多民间组织参与提供。NHS 内部医疗服务主要由 CCGs 购买，NHS 外部的社区保健服务主要由地方政府购买。人群健康需求的多元化服务在传统上分属两个部门管理，因此英国整合式服务提供模式转型在地方层面上意味着协调 NHS 和地方政府的功能，提供满足人群多元化健康需求的服务。[②]

英国整合式改革强调 NHS 与地方政府的合作，主要内容包括以

---

① Allen, P., Osipovic, D., Shepherd, E., Coleman, A., Perkins, N. and Garnett, E., Commissioning through Competition and Cooperation. Final Report, PRUComm, 2015.

② 李芬等：《老龄化社会下英国健康服务体系的改革及经验》，《中国卫生政策研究》2019 年第 3 期，第 57~62 页。

下三个方面。第一，成立健康和相关社会服务的多元议事机构——健康与福祉理事会（Health and Wellbeing Boards，HWBs），由地方政府、CCGs 和卫生消费维权组织（Healthwatch）三方代表构成，通常由地方政府主导，负责与 CCGs 共同制定地方健康和福祉战略，促进卫生与地方社会服务整合。HWBs 的正式权力非常有限，更多代表一种伙伴关系，并不是一个执行决策机构。第二，设立卫生与社会照护服务联合购买基金——"优化保健基金"（Better Care Fund，BCF）。BCF 统筹来自 NHS 的部分经费和来自地方政府的部分社会服务经费，联合购买卫生以及健康相关的社会服务。第三，公共卫生预算下放至地方政府，推动跨部门应对健康社会决定因素。"2012 年法案"将公共卫生的主要责任和相应财政预算赋予地方政府，以期更好地综合满足医疗服务需要和健康社会决定因素。一些地方政府积极推动健康融入所有政策（包括经济、住房、交通、体育、环境和基础设施建设等），并采取健康影响评估和健康促进设施计划（健康城镇、健康生活药房、健康促进医院、健康学校和健康社区等）。

2.3　社区层面的整合式卫生医护服务改革

2019 年 1 月，英格兰发布长期发展计划（NHS Long Term Plan）。该计划建立在英格兰可持续性改革的五年展望方案基础之上，强调医院需要与 GPs 密切合作，减少医院服务需求。[①] 该计划重新设计了社区基本医疗保健服务，推动全科诊所联合起来组建新型基层卫生医护服务组织——初级保健网络（Primary Care Network，PCN）。PCN 通常由社区内全科医生签订网络协议组成，覆盖 30～50000 名居民。在全国统一的全科医生与 NHS 谈判签订合同基础上，NHS 与全科医生再签订地方化的网络合同，并提供额外的经费资助，将服务整合的具

---

① 高广颖、李星蓉：《英国整合式国家卫生服务体系对我国医改的启示》，《中国卫生经济》2019 年第 12 期，第 109～112 页。

体任务通过基层卫生网络传导给每名全科医生。PCN 的设立将提升 GPs 在 STPs 和 ICSs 系统中的话语权，促进初级保健与社区保健以及其他服务的整合。英格兰长期发展计划致力于发展"完全一体化的社区医疗保健"（Fully Integrated Community Healthcare）。发展多学科社区医疗保健服务团队，组成包括全科医生、药剂师、地区护士和专科医生在内的专业团队，开展医防融合、全专融合的整合式社区医疗服务，减少住院需求。

（二）英国家庭医生首诊负责制及三级转诊制度

英国有比较完善的全科医生（GP）签约服务制度，由此形成家庭医生首诊和转诊整合式连续服务的制度安排，包括基本保健和社区医护服务；二级医院服务，由地区医院提供服务；三级专科服务，由专科医院和专家提供疑难重症的诊治服务。

全科医生提供初级保健服务，社区保健服务包括社区药店、111 咨询热线、随诊中心以及社区公共卫生中心等。地区综合性医院一般不设普通门诊，不提供一般诊疗服务；只提供专科门诊、急诊和住院服务，针对初级诊疗难以解决的重、急症患者，提供专业的诊疗和手术服务；只接受经过全科医生转诊的患者，即接受计划内的患者。三级医疗服务由专科医院或教学医院专家提供，接受二级医疗机构转诊来的患者，专攻疑难重症，如肿瘤与癌症等。英国的三级医护服务体系以人为中心，按照临床需求进行设计，建设绿色转诊通道和提供连续服务，不存在重复就医的问题。

英国全科医生签约服务的双方均为居民健康的"守门人"，在整个英国医疗系统中占据主体地位。英国的家庭医生是经过全科医学专业培训、在皇家医学会注册的医师，是临床技能全面的基层医疗保健人才，占全国医生总数的 50% 左右。全科医生由 NHS 聘用，与服务居民签订协议，每名全科医生负责 1000~3000 名居民的初级健康服务和健康咨询。全科医生和诊所主要针对常见病和多发病提供治疗，据统计，90%的患者在这一阶段能被治愈，花费 NHS 经费的 8% 左右。①

英国全科医生的主要职能是初级保健，包括咨询、诊断、治疗、健康促进、慢性病管理、家庭访视、转诊、预防接种等。英国全科医生多数为自由营业者（Self-employed），但绝大部分 GPs 都受雇于 NHS，专门为 NHS 患者提供服务。全科诊所一般由全科医生合伙开设，自负盈亏。全科诊所以全科医生为核心，聘用执业护士、保健助手、管理人员、行政人员等其他工作人员。全科诊所 95% 以上的收入来源于 NHS，主要包括人头费、绩效考核补助和其他服务补助，比例约为 6∶3∶1。

GPs 收入的主要来源为财政预算的人头费，占收入的 60% 左右。NHS 根据每年全科诊所签约居民的人头数拨付当年医药费用，全科诊所因预防与合理用药而节约的医疗费用，可以作为自身的利润空间。② 每个全科诊所在一定时间内有一定数量的注册人口，NHS 与其签订合同，按注册人口计算，定期拨付固定款项，让全科医生照顾其签约范围内所有居民的健康。人头费主要依据社区居民的发病率、常见病种、平均费用以及注册者年龄、慢性病情况等确定。为了防止 GPs 在签约时"挑肥拣瘦"，歧视、排斥高风险人群，NHS 提高了 75 岁以上老人和 5 岁以下儿童的人头费标准。此外，在 NHS 向全科医生预付的人头费中，不仅有居民初级保健费，还包括转诊费。每当全科医生进行一次转诊时，接受转诊的医疗机构将从全科医生那里获取一笔转诊费。

---

① 李伯阳、张亮：《断裂与重塑：建立整合型医疗服务体系》，《中国卫生经济》2012 年第 7 期，第 16~19 页。
② 杜丽君：《英国国民医疗保健体制下全科医疗模式探析与启示》，《中国农村卫生事业管理》2014 年第 10 期，第 1225~1227 页。

　　人头加权付费方式有利于提高初级医疗服务质量。首先，在这种机制下，英国的全科医生须通过提高自身诊疗技术、改善服务质量和服务态度来吸引更多居民注册签约，以便从 NHS 获得更多预付人头费。其次，英国全科医生制度有利于把疾病预防和治疗相结合。在人头费一定的情况下，全科医生需要通过保证签约居民的健康，做好预防性服务，使其少生病、不生病，从而减少不必要的支出，获得更多盈余。此外，转诊费列入人头费中，使得全科医生有开展预防保健以及其他公共卫生服务的积极性，维护签约范围内居民的健康，尽量把患者留在诊所内，从而降低医疗费用支出，获得更多盈余。

　　英国对全科医生服务实行按质量与结果付费机制（Quality and Outcomes Framework，QOF）。此种付费机制于 2004 年引入英格兰 NHS 系统，采取自愿参与的原则，用于激励全科医生为居民提供优质的基本保健服务。依据 QOF 指标对全科医生进行考核，最终发放的绩效补助是医生收入的重要来源。按质量和结果付费实际上是一种奖励模式，是布莱尔领导的工党政府公共服务改革的重要举措之一，为了加强中央政府对公共服务质量的控制和管理。所有全科诊所均可以自由选择与 NHS 签订 QOF 合同，QOF 的付费取决于其提供的初级医疗服务的质量和服务结果。[①] 在现有的支付模式之下，QOF 项目是唯一能够提高全科诊所收入的方式。

　　英格兰几乎所有全科诊所都参加了 QOF 项目。此项目设有临床（clinical indicator）、公共卫生指标（public health indicator）、组织管理指标（records and system indicator）、患者体验（patient experience indicator）等四个主要方面的可量化指标（QOF indicators）。每一项

---

① 罗彤：《英国全科医生体系如何发挥控制医疗费用的作用》，《中国财政》2019年第 22 期，第 19~21 页。

指标被赋予一定的点数（QOF points），每个点数支付一定金额，各诊所在每一指标上的得分乘以这一金额加总，即可得出初步支付额度，再按发病率和诊所规模进行调整，得出应付数额。2023~2024年，英格兰地区 QOF 项目一共设有 635 个点数，每个点数的价值为213.43 英镑。

英国法律规定 NHS 患者必须签约一名全科医生和注册全科诊所，居民拥有自由选择家庭医生的权力，即"用脚投票"的自主权。[①] 一旦签约，居民必须先到家庭医生处接受初诊，必要时再由家庭医生安排转诊，医院不会直接收治非急诊病人。NHS 患者接受完医院治疗之后，后续的康复治疗仍需转诊到全科诊所。急诊可以直接去医院就诊，之后须回到签约全科医生处接受后续治疗和康复治疗。

（三）英国整合式卫生医护体系的运行绩效

英国卫生总支出占 GDP 的比重为 9%~10%，国民平均预期寿命超过 80 岁。卫生资源配置基本实现了优质高效和正三角形发展趋势，可及性、安全性和成本控制的价值链基本形成。2017 年英联邦的一项研究报告显示，通过对五个关键领域（医护过程、医护可及性、医疗管理效率、政策公平性和基本保健结果）的表现进行评分，11个 OECD 成员国的基本保健服务系统的绩效总排名如下：英国排名第一，澳大利亚排名第二，荷兰排名第三，新西兰与挪威排名并列第四，瑞典与瑞士排名并列第六，德国排名第八，加拿大排名第九，法国排名第十，美国排名第十一（见表 4-1）。

---

① 贾梦等：《家庭医生签约制度国际特征及对我国的策略性启示》，《中国初级卫生保健》2021 年第 5 期，第 16~18 页。

表 4-1　11 个 OECD 成员国在五个关键领域的
基本保健服务系统的绩效排名

项目	英国	澳大利亚	荷兰	新西兰	挪威	瑞典	瑞士	德国	加拿大	法国	美国
总排名	1	2	3	4	4	6	6	8	9	10	11
医护过程	1	2	4	3	10	11	7	8	6	9	5
医护可及性	3	4	1	7	5	6	8	2	10	9	11
医疗管理效率	3	1	9	2	4	5	8	6	6	11	10
政策公平性	1	7	2	8	5	3	4	6	9	10	11
基本保健结果	10	1	6	7	3	2	4	8	9	5	11

三　德国黑森林整合式医护模式

1883 年，德国颁布了《疾病保险法》，建立了以团结互助、社会共济和高度自治为基本原则的现代社会保险制度。德国社会医疗保险几乎支付全部的治疗费用，除大病和慢性病医药治疗的费用外还包括其他康复性手段的费用。由于公共卫生、门诊服务、住院服务，以及长期照护等不同领域分别有单独的立法，德国的医疗保健服务的提供存在严重的碎片化问题。为应对人口老龄化与疾病谱变化给传统卫生服务体系带来的巨大挑战，德国从 21 世纪初开始进行了一系列整合式卫生医护服务改革。黑森林整合式医疗项目是其中的典型，以健康促进为核心，构建形式多样的疾病管理项目和医疗保健服务网络，整合医疗服务提供方和支付方，有效地实现了促进人群健康、降低人群慢性病发病率、控制卫生成本的目标。

（一）德国整合式医疗服务改革历程

截至 2018 年底，德国 65 岁及以上人口达 1779 万人，占总人口

的 21.46%，是欧盟国家中老龄化程度较为严重的国家。① 年龄为
16~64 岁的人群慢性病患病率高达 30%，42% 的 50 岁以上德国人患
有多种慢性病。多病涉及多学科治疗及照护，整合医康养护进入一体
化服务体系才能实现连续照护。

　　德国医疗保障体系呈现碎片化特征，公共卫生、基本保健、住院
服务在机构间明确分离。120 多个医疗保险疾病基金会与各地区医师
协会确定门诊服务的支付标准、与医院协会确定住院服务的支付标
准，还有与医疗服务提供者直接结算，这种情况严重阻碍了整合式医
疗服务的发展。② 从 21 世纪初开始，德国将整合式卫生医护体系作
为其医改目标。

　　2000 年，德国《医疗改革法案》第一次明确提出了发展整合式
卫生医护体系的原则，并规定各个疾病基金会和医疗服务提供者可以
经过协商进行跨地区跨部门的直接合作。2004 年，德国《卫生医护
现代化法案》允许将疾病基金的 1% 作为启动资金（Start - up
Funding），用于发展以价值为导向的整合式基本保健项目。删除了疾
病基金会必须与地方医师协会签约的规定，鼓励疾病基金会与医疗服
务提供者合作，签订“整合保健合同”和形成“整合保健网络”。同
时，德国不断完善打包收费、按绩效支付和医疗项目管理方案等方面
的制度建设，推动不同卫生医护部门之间实施整合。③ 起初的整合式
医疗项目仅针对几个适应证（如髋关节或膝关节手术），通常覆盖
两个部门（如住院医疗和康复），偶尔包括三个部门（如住院医

---

① 叶明华、邵晓军：《德国黑森林整合式医疗：参与主体、运行机制及经验借
　鉴》，《上海保险》2021 年第 1 期，第 29~34 页。

② 刘心怡等：《整合式卫生服务的国际进展与启示》，《医学与社会》2020 年第 2
　期，第 14~17 页。

③ 代涛、陈瑶、韦潇：《医疗卫生服务体系整合：国际视角与中国实践》，《中国
　卫生政策研究》2012 年第 9 期，第 1~9 页。

疗、康复以及手术前后的门诊医疗）。

2015 年，德国《卫生保健加强法》强调卫生医护服务的可及性和质量，并再次为整合式保健改革提供资金支持，鼓励针对特殊人群或疾病构建区域型整合式医疗保健项目。此后，德国出现了一批公司运营的整合式基本保健服务网络，这些整合式基本保健服务网络与疾病基金会签订合同，共享结余收益。整合式基本保健服务网络实现了三个方面的突破：扩大了医疗服务提供者范围，允许各类基本保健服务提供者参与，打破了传统的地方医师协会限制，包括心理健康服务、健身房、药房等组织；网络管理者能同时向网络内外的服务提供者购买服务；重视疾病预防和健康管理，网络管理者能够打破医保目录限制，购买对改善参保人群健康具有较高价值的健康促进和预防服务。

（二）德国黑森林整合式医疗项目

2005 年，德国西南部的黑森林州金齐格塔尔地区开展了整合式基本保健项目（Healthy Gesundes Kinzigtal Integrated Care, GK），即"黑森林整合式医疗项目"（以下简称"黑森林项目"）。20 世纪末，德国黑森林州的卫生医护体系面临严重的碎片化问题。住院前、住院期间和住院后的医护服务彼此孤立、缺乏配合，医疗服务提供者之间缺乏足够的沟通和交流，患者健康信息和诊疗信息无法有效共享，导致重复检查、重复治疗以及误诊的情况比较严重。[①] 由此，黑森林州的医生集团（MQNK）、健康管理机构（OptiMedis AG），以及两个区域性法定疾病基金会（AOK 和 LKK）共同发起了整合式基本保健服务 GK 计划，一开始仅针对老年人慢性病管理，随后逐渐覆盖不同人群。

---

① 阎建军：《探究德国黑森林模式的缘起与思路》，《中国医院院长》2019 年第 19 期，第 22~24 页。

1. 德国黑森林项目的参与主体

德国黑森林项目通过基本保健服务网络实现了跨部门之间的合作，加强了居民健康管理和疾病预防，强调降低疾病发病率，特别是降低慢性病的发病率和流行率，从而达到整合资源、提高效率、降低成本的目的。[①] 参与该项目的主体包括医疗管理公司、疾病基金会以及各类基本保健服务提供者（见图4-2）。

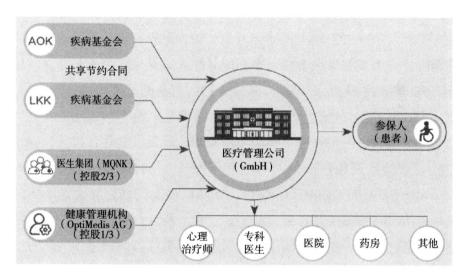

图4-2　德国黑森林项目的参与主体

黑森林项目由当地的医生集团（MQNK）、健康管理机构（OptiMedis AG）、两个区域性法定疾病基金会（德国西部地区较大的疾病基金会 AOK 和 LKK）共同发起，启动资金约 400 万欧元，用于项目管理、质量控制与评价。项目设立之初仅针对黑森林州金齐格塔尔地区的老年人慢性病管理，随后不论年龄与患病状况，所有居民均

---

① Kern, E., Fichtner, F. and Hildebrandt, H., "Lessons Learned in Seven Years of Comprehensive Integrated Care in the Kinzigtal – Reasons for the Success," *International Journal of Integrated Care* 14（2014）.

可参加。在无门槛和自愿参与的原则下，项目覆盖了金齐格塔尔地区52%的人口，包括20多个疾病预防和健康促进计划，涵盖除牙科以外的基本保健项目。所有居民自愿加入项目，并允许在每个季度结束时退出。

MQNK 是成立于 1993 年的医疗专业人员共同体，是由黑森林州金河谷地区的一组全科、专科和心理医生建构的当地医生网络。MQNK 拥有医学专业成员，熟悉当地人口状况和卫生保健体系，从成立之初就开始致力于解决该地区卫生医护体系碎片化的问题，设法为该地区日益增多的身患多种慢性病的老龄人口提供更好的医疗保健服务。OptiMedis AG 是在 2003 年成立于德国汉堡的私人健康管理机构，专注于健康咨询与管理、医保基金管理等服务，具有与疾病基金会等基本医保机构谈判和管理合同的专门知识，也具有有效管理人口健康的信息管理系统和技能。双方组建了一个区域性的医疗管理公司 Gesundes Kinzigtal GmbH（GmbH），MQNK 拥有医疗管理公司 2/3 的股权，OptiMedis AG 拥有剩余的 1/3 股权。两者共同运营这一地区的整合式医疗项目，负责协调这一地区整合式医疗服务网络中的所有参与者。

GmbH 与当地的心理治疗师、专科医生、医院、药房、疗养院、社区团体、健康学会等签订了合作协议，负责协调所有参与黑森林项目的基本保健服务提供者，整合当地医疗资源，通过医疗信息网络建设和医护资源共享提供包含治疗、护理、康复与健身在内的整体性、一体化的基本保健服务，实现资源合理利用。

GmbH 与该地区的两个面向中低收入群体的疾病基金会（AOK 和LKK）签订协议，管理其全部参保人的医疗服务和费用。AOK 和 LKK 为黑森林项目提供资金，GmbH 为其参保人员提供医疗服务。医生网络组织、健康管理机构、医保基金三方合作，在第三方机构的协调下实现了卫生医护服务提供方和支付方的有机结合，是德国非常重要的一种整合式医疗服务模式的有效探索。

2. 结余分享的激励机制

黑森林项目实行总额预算、结余分享的医保支付机制。项目的主要筹资来源是该地区两个疾病基金会。GmbH 负责对参与项目的各方服务主体进行总额预算管理，服务于参与该项目的疾病基金投保人。节余费用是黑森林项目的收入，由 AOK 和 LKK 这两个疾病基金会和医疗管理公司共享，医疗管理公司再与 MQNK 分享部分结余。[①] 参与该项目的医护提供者（医生、治疗师、康复机构等）不分享盈余，他们通过为参保患者提供治疗、康复、培训等获得收入，由该项目管理机构定期结算并支付。基于利益共享原则，黑森林项目将保险方、服务提供方的收益与参保人健康状况相结合，激励卫生医护服务者改善参保人群的健康状况、降低发病率、提高服务质量、减少不合理的医保基金支出。

3. 以人为本、以健康为中心的服务模式

黑森林整合式医疗服务模式侧重于身患多种疾病和高成本的患者（德国传统的医护系统不能很好地为此类人群提供基于价值的卫生医护服务），开发了 20 多个健康管理项目，强调疾病预防和健康促进。[②] 例如，积极促进老年人健康项目、慢性心力衰竭患者干预项目、健康体质项目、针对有骨质疏松危险的人群干预、无烟金齐格塔尔等。[③]

[①] Hildebandt, H., Hermann, C. and Knittel, R., et al., "Gesundes Kinzigtal Integrated Care: Improving Population Health by a Shared Health Gain Approach and a Shared Savings Contract," *International Journal of Integrated Care* 10 (2010): e046.

[②] 阎建军：《探究德国黑森林模式的缘起与思路》，《中国医院院长》2019 年第 19 期，第 22~24 页。

[③] Hildebrandt, H., Schulte, T. and Stunder, B., "Triple Aim in Kinzigtal, Germany: Improving Population Health, Integrating Health Care and Reducing Costs of Care – Lessons for the UK?" *Journal of Integrated Care* 20 (2012): 205-222.

黑森林项目采用团队医疗方式，跨学科医疗团队包括全科医生、专科医生、心理治疗师、物理理疗师和社会工作者等。患者选择一名授信医生（doctor of trust）成为其家庭医生。授信医生负责患者的基本保健，引导患者就医，协调诊疗并且提供出院后的服务。患者的授信医生及其助手负责后续护理过程中各医疗部门的无缝衔接。

申请参加黑森林项目的居民将会获得一系列综合性体检服务。授信医生负责分析申请者的体检结果，并评估其健康状况，根据体检结果对目标人群进行健康风险分层，根据患者特征制订个性化的预防、治疗和健康管理方案，改善签约人群的总体健康状况，防止高风险患者和风险增高患者的健康恶化产生额外的费用。例如，为糖尿病患者提供预防糖尿病足等并发症的方案。

黑森林项目将健康管理的主动权交给患者，认为患者应当对自身健康负责，积极参加和自身健康相关的决策。因此，由患者与其授信医生共同制订个人治疗护理方案以及设定健康目标，加强医护人员与患者之间的沟通，以便根据主观健康需求和客观体检结果灵活调整。医生还为特殊病患者提供一些自我护理、慢性病护理、疾病康复培训、健康教育等额外服务。例如，对于心力衰竭患者和抑郁症患者，医生定期通过电话指导患者自我护理与保健。项目采用慢性病医护模型 CCM 对患者进行追踪治疗，将治疗方案和信息与患者共享，提升患者对疾病的自我管理水平。图 4-3 显示了黑森林整合式医疗服务体系以患者为中心、医患双方高度合作的模式。

此外，黑森林项目还注重公众的健康素养和自我管理能力的提升。为提高人群健康素养，GK 公司加强了与社区组织之间的合作（如社区体育俱乐部、残疾人协会、舞蹈协会、登山俱乐部、妇女团体等），成立了"健康金齐格塔尔学院"，定期为成员开设健康讲座，

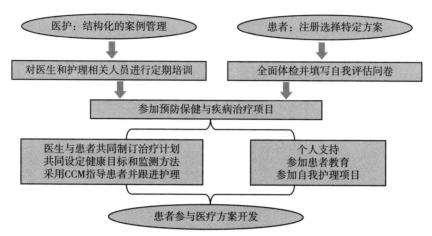

图 4-3　德国黑森林整合式医疗服务体系中医生与患者互动模式

提供疾病预防知识和自我管理方案。[①] 项目采取多种手段鼓励成员积极参加社会活动，养成良好的生活方式。例如，给成员发放健身俱乐部优惠券、与学校合作举办健康促进活动、开设针对住院患者的水中健身课程、为缺乏健康管理资源的中小企业提供员工健康管理项目等。黑森林项目通过不断健全社区网络、提高社区居民疾病预防和自我健康管理的能力、提高人群健康水平，达到降低慢性病患病率、节约医疗资源、降低成本的目的。

4.持续的服务改进机制

黑森林项目采用外部和内部相结合的绩效评估机制，持续进行评估，及时公布一系列具有操作性的评估信息，帮助医疗服务提供者识别持续改进的机会。在内部评估方面，GmbH 使用一系列内部指标评估整个整合式医护系统的绩效，指标涵盖了医护服务的可及性、安全性、患者体验和成本管理等。在外部评估方面，GmbH 推出由国际标准化组织（ISO）认证的质量管理体系，每年对项目进行审核，并根据

---

① 　罗秀：《以健康促进为核心的德国健康金齐格塔尔整合医疗介绍》，《中国全科
医学》2017 年第 19 期，第 2306～2310 页。

审核结果每两年到三年进行一次改革。黑森林项目设立了申诉通道，由申诉专员听取患者意见，保障患者利益。同时，通过问卷调查的方式对参与该项目的患者进行满意度调查，对患者反映的不满意部分进行讨论与改进，并根据患者需要对整个黑森林项目进行优化。

5. 先进的医疗信息系统

从 2006 年开始，黑森林项目的战略之一就是以电子病例为基础高标准建设医疗信息系统。患者综合电子病历尽可能包含更多的与患者健康相关的信息，中心化的患者综合电子病历，使各个卫生医护机构都可以便捷地、安全地访问并获取患者的综合电子病历。项目继续优化医疗信息系统，一方面对中心化的患者综合电子病历系统进行持续升级，提高其可获得性；另一方面不断整合各类健康资源，将中心化的患者综合电子病历系统与各类健康信息端口系统进行对接。2008年，全面建成整合式医疗健康信息系统。所有参与黑森林项目的医护人员都可以访问患者的电子健康档案，知晓患者的过敏和不耐症信息、医疗诊断和检查结果、疾病与用药状况等，大大减少了信息不对称问题，减少了不必要的问诊与检验，提高了诊疗效率，降低了医护成本。

四 荷兰整合某特定区域内慢性病卫生医护服务

荷兰实行强制性基本医疗保险制度。2006 年，荷兰实施新的《健康保险法》，将分散的制度统一集成一个强制性新的基本医疗保险制度。此次医改重新定位了政府、保险公司、卫生医护服务提供者的主体功能，通过市场竞争的方式实现了卫生医护系统内部各项制度上的有序衔接、功能上的协同互补，逐步提高了卫生服务系统的质量与效率。①

---

① 张淑娥、孙涛：《荷兰医改及对我国构建整合型健康服务体系的启示》，《中国卫生政策研究》2019 年第 8 期，第 15~22 页。

近年来，荷兰老龄人口及慢性病患者不断增加，整合式卫生医护服务理念开始受到政策决策者与卫生医护服务提供者的关注，荷兰针对慢性病患者开展了一系列整合式改革。

（一）荷兰严格的全科医生首诊制

荷兰实行严格的全科医生首诊制。[①] 在医护服务供给模式方面，荷兰有分工明确的二级体系，即基本保健服务（全科医生）和二级医疗服务（专科医生和医院诊疗服务）。居民在初诊时必须去看签约服务的全科医生，全科医生难以解决的急症重症患者可以转诊至专科医院和综合医院，医院只接受转诊患者。全科医生首诊制的既定流程是诊所注册、提前预约、准时就诊、医药分开、保险报销。全科诊所一般由一名全科医生和两名护士单独执业，也可以是多名全科医生附加数名医疗辅助人员联合执业，即社区联合诊所（相当于我国的一级医院）。一名全职的全科医生大约签约服务 2300 名居民和患者。参保人须在其所在区域签约一名全科医生和注册全科诊所。当被保险人跨地域转移后，需要终止原有家庭医生，重新选择全科医生进行注册，并通知其社会保险公司。居民拥有自由选择和更改全科医生的权利，即"用脚投票"的自主权。但是荷兰人一般不轻易更换自己的家庭医生，双方关系大多非常融洽、相互信任，甚至建立了几代人的信任关系。荷兰参保居民的基本医疗保险支付全科医生服务费用，几乎没有自付费用。

（二）荷兰新医改和"有管理的竞争"模式

2006 年，荷兰新医改引入竞争机制，减少政府管控，以期提高

---

① Schafer, W., Kroneman, M., Boerma, W., et al., "The Netherlands: Health System Review," *Health Systems in Transition* 12 (2009): v-xxvii, 1-228.

卫生医护服务的公平性和效率。[1] 荷兰建立了商业保险公司运作与政府管理相结合的国民基本医疗保险体制，由此形成了一种"管理型市场竞争"模式，也称内部市场。[2] 商业保险公司、卫生医护机构和参保患者被赋予更多权力的同时，承担更多责任，相互制约与平衡，形成一个紧密的利益和责任共同体，使整个卫生医护服务供给进入有选择与有竞争的状态。

1. 政府管理职责

荷兰政府为社会医疗保险系统提供预算支持。税收的一部分被用于设立风险均等化医疗基金。政府规定，参保者自身条件不作为医疗保险公司拒保或收取差别费率的理由。由此发生的预期损失由政府提供相应补偿。政府根据疾病风险预测向商业保险公司支付预算总额，并进行宏观调控，在一定程度上保障了卫生医护服务的可及性和公平性，同时有利于减少道德风险和控制不合理的费用。[3]

国家立法和政府制定规章制度。荷兰以立法的形式将责任落到实处，对相关规则进行了明确规定，以规范各方医护主体的行为。[4] 针对慢性病患者的连续性服务，卫生医护团队要基于政府认可的《护理标准协议》进行提供。

政府积极参与市场监管。政府构建评估商业保险公司和卫生医护机构与人员的质量指标评价体系，每年向社会披露质量指数和评价结

---

[1] Berg, M., Kringos, D. S., Marks, L. K., et al., "The Dutch Health Care Performance Report: Seven Years of Health Care Performance Assessment in the Netherlands," *Health Research Policy and Systems* 12 (2014): 1-240.

[2] 马倩：《荷兰医疗保险运行模式评价与借鉴》，《卫生经济研究》2016年第11期，第43~46页。

[3] 赵斌：《基于风险平准的荷兰医保调剂金制度》，《中国医疗保险》2012年第8期，第67~70页。

[4] Maarse J. and Jeurissen, P., "The Policy and Politics of the 2015 Long-term Care Reform in the Netherlands," *Health Policy* 120 (2016): 241-245.

果，允许不合格的商业保险公司与卫生医护机构破产，引导慢性病参保患者理性选择。

2. 有管理的竞争

2006 年以后，新医保体系主要包括四个主体：政府、保险公司、医疗服务提供者和公民。政府从单一服务供给角色转变为资金支持者、规则制定者和市场监管者的多元角色。[①] 市场中的各个主体享有更多的自由，参与公平的市场竞争。政府的主要职责是保障公民的基本保健权益，保证公民不被拒保，确保医护机构能够为患者提供安全、高质量的服务。荷兰医疗领域的竞争分为两个范畴：医护服务竞争和医疗保险竞争。

2.1 医护服务竞争

荷兰卫生医护服务供给体系包括以全科和口腔为主的基本保健和以医院、专科医生群体为主的二级医疗体系。荷兰专科医生多数独立执业，荷兰医院 90% 属于民营非营利性质，在政府监管下运营。医院为专科医生提供服务场地与器械，专科医生受共同签订合同条款约束，而非永久雇佣关系。政府的主要职责是对医保覆盖范围及医护服务质量进行监管。

商业保险公司全面参与社会医疗保障制度建设。商业保险公司利用自身第三方管理权限，与医药服务提供者就数量、质量、价格、集采和配送等事项进行协商谈判和订立协议，有利于规范医药机构运营和医生诊疗行为，提高服务质量、降低医疗费用。[②] 由此形成风险共担和剩余共享的闭环管理模式，促进服务下沉和整合式卫生医护体系

---

① Mieke, R., De, J. J. D., Margreet, R., "Regulated Competition in Health Care: Switching and Barriers to Switching in the Dutch Health Insurance System," *BMC Health Services Research* 11 (2011): 1–10.

② Schut, F. T. and Varkevisser M., "Competition Policy for Health Care Provision in the Netherlands," *Health Policy* 121 (2017): 126–33.

建设，推动组织快速发展，鼓励慢性病参保患者到签订服务合同的医护团队就医。

2.2 医疗保险竞争

荷兰非政府的医疗保险公司（以下简称"医疗保险公司"）大多数属于非营利的相互保险。其依据国家法律和政府监管规则作为第三方，代表参保人与医护服务提供方签订集体合同，并向医护机构付费。[①] 这类医疗保险公司要向荷兰医疗保健局提交其拟提供的保险服务、保障时间、保障地区的行动计划和相关资料。荷兰医疗保健局与荷兰医疗保健研究所共同测算与审核这类保险公司的申请资料，对通过审核的医疗保险公司进行登记（类似中国的定点机构）。通过审核登记后的医疗保险公司即可在申请范围内实施其提交的行动计划。

医疗保险竞争机制建立在消费者选择权利之上。消费者可自主选择医疗保险公司和缴纳保险费，根据实际需求一年后可以更换医疗保险公司。消费者也可以自由选择任何与医疗保险公司合作的医疗机构所提供的服务。参保人可以利用政府每年向社会披露的医疗保险公司和卫生医护服务团队的医疗服务绩效报告以及每年出版的消费者质量指数，来调整下一年对医疗保险公司和医护服务团队的选择。

医疗保险公司间在价格和质量上具有竞争关系。医疗保险公司要想实现盈余（商业公司追求盈利）以及在医疗保险市场中的优势地位，需要主动满足消费者的需求，不断压缩成本、增加客户服务量，以及与服务质量好的卫生医护机构签订协议，改善参保患者的就医体验，在一定程度上起到了控制卫生医护费用过度上涨和提高医疗服务质量的作用。

---

① 吴君槐：《荷兰医保独树一帜》，《中国卫生》2015年第4期，第110~111页。

（三）荷兰医保支付改革与整合式照护服务实践

2007 年，荷兰开始对慢性病一体化服务实施捆绑支付，形成以全科医生为中心的卫生医护服务团队，整合某特定区域内慢性病医护服务体系。

1.荷兰捆绑支付改革

捆绑支付模式指的是对于特定疾病的患者，在涉及多个照护提供方的时候，通过单一途径支付所接受的所有服务。该支付方式通过特定疾病诊断管理将多类型的服务提供方进行整合，以最终产出为服务包测算依据，实施预算管理和预付制。实施"诊断—治疗组合"捆绑付费（Diagnosis Treatment Combinations，DBCs），一个患者可能有多个DBCs。根据不同病种的"捆绑式服务包"实现连续性和整合式卫生医护服务，促进不同医护机构间开展竞争与合作，由此形成了"以全科医生为中心的卫生医护服务团队"，对患者诊疗全程负责，并获得补偿和承担相应责任。[①]

医疗保险公司与卫生医护服务团队的协商谈判分两个层级：一层是医疗保险公司通过与卫生医护服务团队谈判，决定 1 年内参保患者所需医院总费用，签约后卫生医护服务团队会提前获得医疗保险公司给予的预算总额，并实现结余留用的激励机制和超支自负的约束机制；另一层是卫生医护服务团队负责与个体相关服务提供者进行谈判签约，协商分包规则和支付费用。医护机构可以组建多学科专业团队，患者享有自由选择全科医生的权利。

2.针对慢性病开展的整合式服务试点项目

2007 年，荷兰卫生福利及体育部发起了以糖尿病为试点病种的

[①] 刘政、严运楼：《荷兰整合型医疗卫生服务实践与借鉴》，《中国医院》2021 年第 9 期，第 34~36 页。

整合式服务探索，将捆绑支付引入荷兰医护服务体系，这是荷兰首个整合式医疗项目。2010 年后，荷兰将捆绑支付推广到慢性病管理中，包括慢阻肺和血管风险管理等，推动荷兰整合式服务转型。①整合式改革设立了《糖尿病联合会医疗保健标准》，规定了糖尿病服务的最低要求和改进标准。捆绑支付合同需明确提供哪些服务、在何处以及如何实现服务等具体内容。与医保机构签订捆绑支付合同的医护机构，必须拥有网络化的电子健康档案，实时向基本保健服务机构提供相关数据，有效减少重复服务。基于数据针对照护服务者表现进行基准测试，以便保险公司用于监督检查和绩效评估并生成问责报告。在医疗服务提供者、患者、支付者之间形成闭环管理。

以马斯特里赫特地区为例，该地区针对 2 型糖尿病开展了诊断治疗联合项目。患者先与全科医生签约，接受以全科医生为主的卫生医护服务团队的照护。项目依据病情程度和对卫生服务的需要程度将患者分为轻微类、中等程度、严重三种，分别由全科医生、专科护士、内分泌医生负责。此外，全科医生负责患者的转诊和追踪。在诊治过程中，专科护士的工作由内分泌医师指导并监督；全科医生的工作由专科护士指导并监督。此外，专科护士与内分泌医生定期进行随访，开展糖尿病互助教育计划，制定个性化治疗目标和制订个性化治疗方案。对于糖尿病患者，医疗保险公司支付卫生医护服务团队的固定费用覆盖全年糖尿病照护服务所需费用。

3. 荷兰整合式服务的运行绩效

2006 年以后，荷兰医改受到了全世界的关注。爱尔兰、德国、西班牙等国家纷纷效仿。在欧洲健康消费指数排名中，荷兰一度被评

---

① 叶婷等：《荷兰捆绑支付实践及对我国卫生服务整合的启示》，《中国卫生经济》2016 年第 10 期，第 94~96 页。

为拥有最佳基本保健服务体系的国家，包括长期照护服务体系。荷兰整合式服务与捆绑支付改革提高了服务协调性和一体化。捆绑支付促进了多学科的合作，增强了多种不同类型的服务提供方之间的联系与接触。研究表明，荷兰慢性病服务质量及诊疗流程得到很大的改善，2 型糖尿病患者的死亡率和医疗费用显著下降。[①] 但其改革也存在一些问题：卫生服务团队的成本和医疗费用透明度较低、管理成本较高；医疗保健支出持续增多，且多并发症患者较无并发症患者的费用增幅更高[②]，未能有效减轻患者疾病经济负担[③]。

五　日本社区首诊制与"三级医疗圈"

1948 年，日本《医疗法》出台，建立了全民基本保健服务体系。截至 2018 年 10 月，全国共有 179090 家医疗机构，其中医院为 8372 家，一般诊所为 102105 家。民营医疗机构为 173206 家，占全部医疗机构的比重为 96.71%。日本《医疗法》经历了六次修订，从中可以清晰地看到其发展整合式医疗的渐进过程。目前，日本已形成了分工明确、协同性较强的三级医疗服务体系，并拥有了较为成熟的、以"三级医疗圈"为基础的"双向转诊"模式，使日本成为老龄化程度较高的国家中公共医疗保险医药支出占比相对较低的国家之一。

① Struijs, J. N., How Bundled Health Care Payments are Working in the Netherlands, Harvard Business Review, Oct. 12, 2015, https://hbr.org/2015/10/how-bundled-health-care-payments-are-working-in-the-netherlands.

② Karimi, M., Tsiachristas, A., Looman, W., Stokes, J., van Galen, M., and Mölken, M. R., "Bundled Payments for Chronic Diseases Increased Health Care Expenditure in the Netherlands, Especially for Multimorbid Patients," *Health Policy* 125 (2021): 751-759.

③ Kroneman, M., Boerma, W., van den Berg, M., Groenewegen, P., de Jong, J., van Ginneken, E., "Netherlands: Health System Review," *Health Systems in Transition* 18 (2016): 1-240.

（一）《医疗法》和以整合式医疗为核心的六次重要修订

为解决医疗服务供给不足、城乡医疗资源分配不均衡的社会不公平问题，提升国民整体健康水平，日本政府在 1948 年颁布了《医疗法》，建立了全民基本医疗保障服务体系。《医疗法》明确规定了医疗机构的设置、规模、医院内部设施和人员配置标准、综合医院制度、医师培训制度等。该法在制定之初以急性期疾病治疗为中心，确保为全体国民提供医疗服务，维护国民的健康水平。随着日本社会人口老龄化程度的加深，老年人口的长期护理需求剧增，这导致医疗服务费用高速增长、长期护理对医疗资源过度挤占。为应对这些问题，从 1985 年开始，日本政府基于"整合"理念对《医疗法》进行了多次修订（见表 4-2）。直到 2014 年完成第六次对《医疗法》较大规模的修订，日本整合式医疗服务体系得以确立。

表 4-2　日本《医疗法》六次修订的核心整合措施

年份	内容
1985	搭建"三级医疗圈"
1992	完善三级机构分工
1997	培育具有区域协同功能的医疗机构和促进资源共享
2000	完善医疗机构协同发展机制体制
2006	从医保支付改革、医疗体制改革、介入式照护服务、预防康复和健康生活五个方面完善整合式基本保健体系
2014	提出"地域综合医疗护理供给体系"的理念，强调在提升地域医疗水平和效率的同时，将养老护理、疾病预防，乃至灾害管理等维度逐步整合其中

1. 1985 年《医疗法》的整合措施

1985 年，针对《医疗法》颁布后出现的医疗服务机构病床无序增加、规模扩大，造成的医务人员需求量增加、医疗资源配置愈加不平衡和患者就诊不合理等问题，日本政府对《医疗法》进行了第一次修订。其修订的目的在于，加强医疗服务机构间的合作，确保向居民提供必要的医疗服务。其主要内容包括：加强政府对区域卫生发展的规划能力，通过细化机构功能定位搭建"三级医疗圈"①。

2.1992年《医疗法》的整合措施

日本政府逐渐关注老龄化社会对卫生领域的影响，并以此为契机逐步细化各级医疗圈中的医疗服务机构功能。1992年《医疗法》第二次修订重视医疗服务供给体系建设，对各级医疗圈中的医疗机构进行功能上的细分，建立能够满足患者需求的高质量医疗服务供给体系。在原有医院功能分类基础上增加了特定功能医院（相当于我国的大学附属医院），治疗重症患者、开展临床研究和人才培养工作。同时，增加了以疗养病床为主的康复医院。

这次修改确定了三种不同功能的医院。一是以医科大学附属医院和国有医疗研究机构为主的特定功能医院。特定功能医院由厚生大臣认定（2015年6月共84所），接收由其他医院或诊所转诊来的疑难重症患者，且规定转诊率不得低于30%。② 该类医院一般没有门诊服务，提供的是以高端先进医疗技术为主的住院医疗服务，同时负责先进医疗技术的引进、开发、评价以及高端先进医疗技术的研究和培训工作。二是以老年保健和慢性病疗养服务为主的疗养型医院（相当于康复医院）。其主要功能是接收需长期疗养的慢性病患者，而非需要治疗的急性患者。医院业务以保健为主。政府为支持这类康复医院和疗养型床位，专门制定了相应的财政补助政策和医疗服务收费标准。三是其他一般性医院。

---

① 陈多等：《日本整合型医疗服务体系的构建及对我国的启示》，《卫生软科学》2019年第10期，第64~69页。

② 李三秀：《日本医疗保障制度体系及其经验借鉴》，《财政科学》2017年第6期，第92~108页。

3. 1997年《医疗法》的整合措施

1997 年对《医疗法》进行了第三次修订。整合措施的重点是建设区域内龙头医院的救治和协同功能、完善医疗资源共享机制、构建急救服务圈，并制定了相应的标准和激励政策。该次修订提出了"地域医疗支援医院"这一全新功能的医疗服务机构，定位其为原则上病床数不少于 200 张，能够为家庭医生、牙科医生提供支援的医院，由都道府县知事认定，转诊率需达到 80%以上。其主要职能是提供带有上下转诊机制的医疗服务、区域内共享医疗资源和设备，提供急诊服务以及对区域内医师进行培训，促进患者就近就医，体现了整合型医疗服务的概念。

4. 2000年《医疗法》的整合措施

2000 年对《医疗法》进行了第四次修订，提出了适应老龄社会的医疗服务体系改革的新方向，主要内容包括：以家庭医护为中心，完善急诊急救和重症向上转诊系统，以及强化社区医疗服务机构的能力建设及其上门服务能力，增强各类服务之间的无缝衔接；对医疗服务机构进行功能划分，加强区域医疗中心和社区医疗服务机构之间的协作能力，提高双向转诊率，并做好出院患者的转诊协调工作；日本厚生劳动省推出的"地域医疗构想"根据患者的疾病类型、治疗阶段的不同，对病房乃至病床都进行了功能性和阶段性分类。将原来的其他类病床拆分为一般病床和疗养型病床，以此对急性期住院患者和慢性期住院患者进行区分，并针对床位的数量、医护人员配置标准以及医疗设备配置标准等进行明确规定，促进医疗资源的合理分配；① 基于 1997 年日本实施的长期护理保险制度，对各家医院整体的功能与任务做出规定。

---

① 顾亚明：《日本分级诊疗制度及其对我国的启示》，《卫生经济研究》2015 年第 3 期，第 8~12 页。

根据病床功能进一步将医院区分为以一般病床为主的急性期治疗医院、以疗养型病床为主的慢性期治疗医院和急慢混合治疗医院。这些改革措施结束了碎片式就诊模式，基本完成了整合式医疗的制度建设。

5. 2006年《医疗法》的整合措施

2006年从医保支付改革、医疗体制改革、介入式照护服务、预防康复与健康生活五个方面对《医疗法》进行了第五次修订，对日本医疗服务体系进行了系统性改革，建立了综合治理机制。

6. 2014年《医疗法》的整合措施

2014年对《医疗法》进行了第六次修订，以构建地域综合医疗护理供给体系。① 都道府县根据医疗机构报告的病床医疗功能，制定医疗计划——"地域医疗构想"，即日本地方医疗护理系统发展的蓝图。这一构想要求在提升地域医疗水平和效率的同时，将养老护理、疾病预防，乃至灾害管理等维度逐步整合其中。该计划的主要内容包括促进医疗功能的分化与合作、完善居家医疗护理服务、确保医疗护理人力资源。

（二）日本社区首诊制与"三级医疗圈"

日本的"三级医疗圈"职能分工明确、层次清晰，对引导患者合理就医起到了重要作用。日本的分级医疗建立在"三级医疗圈"的架构基础之上，具备完善的"双向转诊"模式（见图4-4）。在非急诊的情况下，日本居民将首先前往社区诊所（一级医疗圈）就诊，或者联系家庭医生上门诊治。经过初级诊断后，若基层医疗机构无法满足治疗需求，机构会对患者进行转诊。只有拿到基层诊所

---

① 田香兰：《日本医疗护理供给制度改革与医疗护理一体化》，《日本问题研究》2017年第4期，第61~68页。

开具的介绍信，患者才能转到高一级医院诊治，否则将自行支付全部医疗费用。

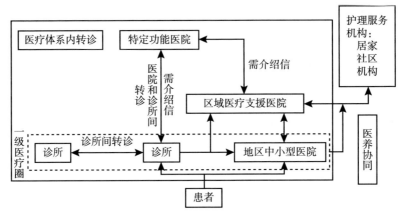

图 4-4　日本"双向转诊"模式

日本转诊程序如下所示。一是一级医疗圈内部转诊，即由诊所向其他专门性诊所或地区中小型医院转诊。日本地方医疗小型化、专门化程度很高，许多诊所能够针对特定疾病实施专门诊疗。二是基层诊所开具介绍信，转诊至处于二级医疗圈的区域医疗支援医院就诊，包括各种专科重症和特殊人群的诊治与康复，它们是整个卫生医护体系中诊疗任务的最主要承担者，成为整个卫生医护体系中最为关键的环节。三是进入三级医疗圈，如癌症、器官移植等一级、二级医疗圈上转的住院患者，不设门诊。每个三级医疗圈中一般只有一所大型中心医院。在二级、三级医疗圈的医院对患者完成关键诊疗任务后，再将患者转诊到一级医疗圈进行持续治疗和康复护理服务。"双向转诊"是连续的、整合式的、不运行重复的就医和碎片式服务。

日本法律规定，患者前往二级、三级医疗圈的机构就诊时必须持有诊所医生或家庭医生开的介绍信，否则不仅需要自行承担医疗费用，还需要支付额外的医疗服务费，且多数中心医院不接受门诊患者。不同医疗机构收取的服务费用各不相同，一般需要额外交纳3000～5000日元。[①]

此外，日本设置"双向转诊率"这一考核指标，明确规定医院接收转入患者的比重和外转患者的比重。区域医疗支援医院只有计划内转诊患者比重达到80%以上，上转率达60%且下转率达30%，或者上转率达40%且下转率达60%，才能获得财政专项补贴和医疗价格加权计算（类似医保点数奖励，即入院第一天诊疗费增加1万日元）。[②] 对于未达到区域医疗支援医院标准的一般医院，例如以急性治疗为主的医院，需同时满足三项条件才能获得医疗价格加权计算，即门诊患者中转诊比重在30%以上、平均住院日小于20天、门诊患者和住院患者的比值小于1.5，符合条件的医院每床日最大可加收2500日元。[③] 通过财政补贴以及支付激励机制引导医护服务提供者在临床服务实现分工协作，不做重复检查，统一管理病案，进行信息共享。

六　新加坡整合式医疗服务体系与区域医疗集团模式

1985年，新加坡卫生部开始对下设的公立医院进行多次重组，组建法人化区域医疗集团。为了避免医疗机构之间由于过度竞争抑制医疗资源合理配置，新加坡政府按照集团化的模式对公立住院和非住

---

① 吴文捷、吴小南、叶玲：《浅析日本转诊有效运作的背景条件》，《福建医科大学学报》（社会科学版）2011年第3期，第24～27页。

② 郑俊萍、陶群山：《日本分级诊疗制度实践对我国的启示》，《哈尔滨学院学报》2023年第8期，第42～46页。

③ 张莹：《日本医疗机构双向转诊补偿制度的经验与启示》，《中国卫生经济》2013年第4期，第93～94页。

院医疗机构进行多次合理规划与资源整合，完善转诊制度，促进医疗机构之间的公平、有序竞争。[①] 截至 2018 年，新加坡卫生部将原有的 6 个区域医疗机构按照不同区域重新整合，形成了三大纵向一体化的医疗集团（Regional Health System，RHS），即东部的新加坡保健服务集团（Singapore Health Services，SHS）、西部的国立大学医学组织（National University Health System，NUHS）和中北部的国立健保集团（National Healthcare Group，NHG）。不同集团之间进行外部竞争，集团内部各医院之间进行分工合作与资源共享，为患者提供包括急诊、专家和普通门诊在内的一体化医疗服务。不同集团之间的良性竞争，促使集团内部建立更加完善、高效的整合式医疗服务机制。

新加坡实行双轨的卫生医护服务供给体系，由公立系统和私立系统构成，主要包括由政府出资创办的公立机构，由私人医院及诊所和社会人士、福利团体创办的非营利性机构。新加坡政府鼓励私人医院和社会团体提供卫生医护服务，未设置准入门槛。新加坡公立部门承担 20% 的门诊服务和 80% 的住院服务；私立医院则相反，门诊服务占 80%，住院服务仅占 20%。由此可见，新加坡的医疗服务体系主要由政府部门主导，公立医院提供全国 3/4 的病床。

（一）集团法人化治理模式

从 1985 年开始，新加坡政府将竞争机制引入公立医院体系，大力推行公立医院法人治理结构改革，医院所有权和经营权分离（见图 4-5）。在承认和确保公立医院非营利性的前提下，引入私营企业的管理运作方式，将医院的管理权从政府转移到公司和医院，加强成

---

① 代涛、陈瑶、马晓静：《新加坡公立医院改革的主要做法与启示》，《中国卫生政策研究》2012 年第 8 期，第 4~8 页。

本控制，提高资金利用效率。① 重组后的医疗集团由专业医院管理公司经营和管理，政府主要在财政补助和政策扶持上对公立医院进行管理和干预。和其他国有企业一样，公立医院除了在资本结构上具有国有特色，在其他方面和市场化的私立医疗机构没有很大区别。公立医院按照市场规律进行自主经营、自负盈亏。政府要求医疗集团不以营利为目的，坚持"盈亏平衡、略有结余"的原则实施运营，结余超过4%的部分上缴卫生部。

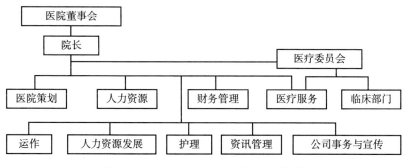

图4-5 新加坡公立医院治理结构

公立医院治理结构实行董事会领导下的院长负责制。集团由卫生部控股，所有成员单位拥有经营自主权，各成员单位代表组建董事会，负责集团的战略方针制定和重大事项决策。卫生部任命理事会对医疗集团进行管理，集团总裁由卫生部和理事会联合任命，负责医疗集团的具体事务，理事会委派公立医院首席执行官（院长）。理事会下设8个职能委员会，对财务、人事、医疗服务、安全监管、信息技术等方面进行自主管理。高级管理层由理事会任命，负责集团的日常运营与管理。院长向理事会负责，理事会向集团唯一股东——卫生部负责。

① 詹国彬：《新加坡公立医院体制改革及其对我国的启示》，《东南亚研究》2013年第1期，第17~23页。

区域医疗集团拥有区域内不同层级的公立医疗机构，包括综合诊所、公立医院及专科中心的管理权和控制权。但是，集团内的每家公立医院均具有独立法人地位，均享有经营自主权。[①] 集团内的公立医院实行公司化管理，对医院人、财、物享有自主权，可自主招募员工，确定薪酬制度、采购和服务的定价，等等。新加坡通过法人化改革，赋予了公立医院更多的自主经营权利，但同时，政府强调对医院的宏观调控，严格控制医院规模扩张和费用上涨。

（二）医疗集团内部整合

区域医疗集团间相互竞争、集团内部资源整合。每个医疗集团都包含各类卫生医护机构，机构间功能互补，确保患者能够通过医疗集团内部转诊，可获得一体化的医疗保健服务。为了促进服务整合，医疗集团采取了以下三项改革措施。

一是集团内部支付方式改革推进双向转诊。为控制医疗费用，集团内部推行按病种付费和总额预付相结合的混合型支付机制，规范医疗服务行为。[②] 大约有 70 种疾病按病种付费，剩余疾病以打包方式拨付给医院，促使集团内部各医疗机构互相协作，合理利用医疗资源，控制成本和提高效率。

二是致力于医疗集团内部的信息化建设，推动集团内部实现资源和患者信息共享，以加强不同层级医疗机构之间的协作。集团内部的各成员单位可以共用患者的健康档案、检查结果与病历资料，机构间信息共享，为集团内部的双向转诊与长期护理的实施提供了保障。为使患者对就诊医院进行深入了解，从 2003 年开始，新加坡卫生部要

[①] 刘军军、王高玲：《新加坡集团式医疗联合体的经验及对我国的启示》，《卫生软科学》2019 年第 7 期，第 94~97 页。

[②] 叶江峰等：《整合型医疗服务模式的国际比较及其启示》，《管理评论》2019 年第 6 期，第 199~212 页。

求各医疗机构公开费用信息，包括门诊费用、检查费用、手术费用、药品费用和病床费用等。① 政府公布医疗费用信息以后，各家医院开始注重医疗成本控制，这有利于减少医疗费用、医患之间的信息不对称和提高服务质量。

三是为提高基层医疗机构的服务能力，缩小集团内部水平差异，新加坡引入第三方医院评估与监督机制，鼓励所有医疗机构达到国家及国际的医院评价标准。② 新加坡各个医院均重视质量认证工作，与国际接轨，保障医疗服务的标准化与规范化。目前，新加坡是世界上唯一全部综合性医疗机构得到 ISO 9000 与 JCI 认证的国家。③ 统一规范的国际化服务标准不仅提高了新加坡医疗集团的整体绩效与服务能力，还有利于开展区域性、全球性的医疗服务。

（三）集团内部分诊模式

新加坡卫生医护体系呈"正三角结构"，以社区医院为基础，提供基本保健服务，家庭医生和居民共同发挥健康"守门人"的作用。底部是新加坡的基本保健机构，包括社区医院、诊所和护理院。社区医院承担 80% 的初诊工作，绝大部分常见病、多发病都在社区医院和诊所诊治。中间是综合性医院，由社区医院或诊所医生写推荐信将患者转诊到综合性医院，由专科医生进行诊疗。顶端的是重症专科医

---

① Phua, K. H., "Attcaking Hospital Performance on Two Front: Network Corporatization and Financing Reforms in Alexander S. Singapore," in Alexander, S. P. and April, H., eds., *Innovations in Health Service Delivery*, Washington, D. C.: The World Bank, 2003, pp. 451–483.

② 李斌、任荣明：《新加坡医疗体制及公立医院改革的深层逻辑》，《医学与哲学（A）》2012 年第 1 期，第 47~49 页。

③ 李绍刚等：《新加坡医院管理经验与启示》，《中国卫生质量管理》2015 年第 6 期，第 119~122 页。

院，包括癌症治疗中心、精神病治疗中心等。各级医护机构各司其职、分工协作，提供连续性和整合式服务。为了引导患者到社区首诊，新加坡对直接到公立医院首诊的患者收取额外费用。[①] 医疗集团重视基本保健作用，实行分诊和双向转诊，通过集团内部的各级机构协作、互补提高医疗资源的利用率，减少机构重复建设和患者重复就医，提高服务效率与质量，有效避免过度医护和资源浪费。

新加坡集团化整合式医疗服务体系如图 4-6 所示。

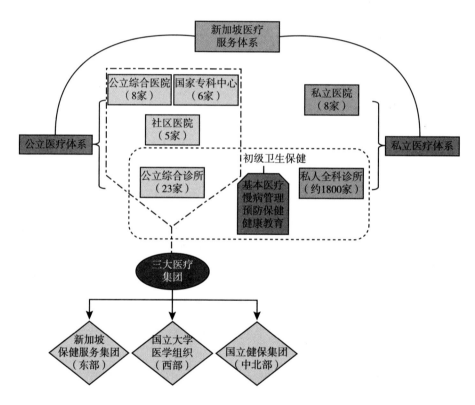

图 4-6 新加坡集团化整合式医疗服务体系

① 曾平：《浅析新加坡医疗保障制度与中国的差异》，《农村经济与科技》2020 年第 23 期，第 241~242、254 页。

综上所述，先行发达国家在医学、临床、体制机制、医疗组织、信息系统和补偿机制等六个方面实施了整合式医疗（见图4-7）：[①]第一，基于健康档案与临床医疗记录建立健康风险评估和分层模型；第二，搭建整合相关部门和相关机构的协作网络；第三，制定患者分流体系与临床诊疗转诊标准；第四，组建整合式团队和联络人员，如个案管理师，不断完善实施流程；第五，建立以服务结果为导向的考核、绩效评估和补偿机制；第六，借助信息化建立医疗服务资源共享与协作的平台。

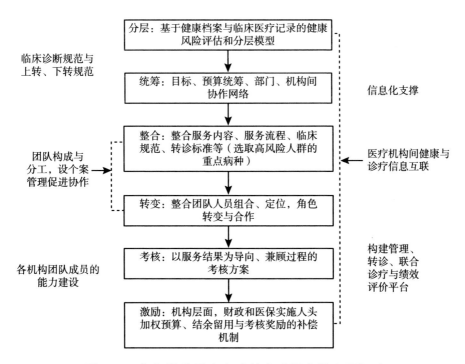

图4-7　先行发达国家实践整合式医疗的主要经验

---

① 金春林、李芬主编《整合型医疗卫生服务：实施路径与中国实践》，科学出版社，2020，第38页。

参考文献

董家鸿主编《中国整合式卫生医护体系发展报告（2021～2022）》，社会科学文献出版社，2022。

〔美〕奥利弗·E.威廉姆森：《治理机制》，石烁译，机械工业出版社，2016。

〔美〕石磊玉、道格拉斯·A.辛格：《美国医疗卫生服务体系》（第7版），杨燕绥、张丹译，中国金融出版社，2019。

杨燕绥等：《医疗服务治理结构和运行机制：走进社会化管理型医疗》，中国劳动社会保障出版社，2009。

Andersen, R., "Medicine's Dilemmas: Infinite Needs Versus Finite Resources," *The Journal of the American Medical Association* 272 (1994): 1870.

Berwick, D., Nolan, T., Whittington, J., "The Triple Aim: Care, Cost, and Quality," *Health Affairs* 27 (2008): 759-769.

Christopher Moriates, Vineet Arora, Neel shah：《以价值为导向的医疗服务》，杨莉译，北京大学医学出版社，2018。

整合式区域医疗体系实验室
简介

整合式区域医疗体系实验室依托清华大学精准医学研究院和医院管理研究院，以健康中国背景下"整合式卫生医护体系建设"为主题，研究相关理论、政策、规划、法律、体制机制等，与各级政府及其相关部门合作，开展创新研究、课题研究和试点推动，开展案例研究和项目评估，组织撰写发展报告、研究报告、文章和各类研讨会。

实验室在清华大学精准医学研究院董家鸿院长的领导下，由魏来副院长、杨燕绥教授担任执行主任，聘请国内和国际相关领域的专家组成编委会，指导和组织博士后、研究助理以及研究生们开展工作。每年出版一本《中国整合式卫生医护体系发展报告》与读者分享整合式卫生医护体系建设情况，共同推动中国基本保健服务供给体系建设和实现整合式医疗。

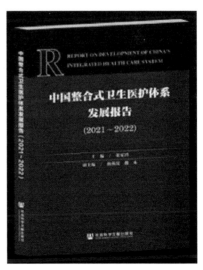

联系方式：

地址：北京市海淀区双清路 77 号院

　　　双清大厦 4 号楼 5 层

电话：010-62782555

微信公众号：清华医疗服务治理

图书在版编目（CIP）数据

中国整合式卫生医护体系发展报告 .2023 / 董家鸿，
张宗久主编；杨燕绥，魏来副主编 .--北京：社会科
学文献出版社，2024.1
ISBN 978-7-5228-2969-2

Ⅰ.①中…　Ⅱ.①董…②张…③杨…④魏…　Ⅲ.
①医疗卫生服务-研究报告-中国-2023.Ⅳ.①R199.2

中国国家版本馆 CIP 数据核字（2023）第 245250 号

中国整合式卫生医护体系发展报告（2023）

主　　编 / 董家鸿　张宗久
副 主 编 / 杨燕绥　魏　来

出 版 人 / 冀祥德
责任编辑 / 陈　颖
文稿编辑 / 李惠惠　孙玉铖　王雅琪　白　银
责任印制 / 王京美

出　　版 / 社会科学文献出版社·皮书出版分社（010）59367127
　　　　　　地址：北京市北三环中路甲 29 号院华龙大厦　邮编：100029
　　　　　　网址：www. ssap. com. cn
发　　行 / 社会科学文献出版社（010）59367028
印　　装 / 天津千鹤文化传播有限公司

规　　格 / 开　本：787mm×1092mm　1/16
　　　　　　印　张：16.5　字　数：220 千字
版　　次 / 2024 年 1 月第 1 版　2024 年 1 月第 1 次印刷
书　　号 / ISBN 978-7-5228-2969-2
定　　价 / 168.00 元

读者服务电话：4008918866